SIETE CUENTOS PARA TODA UNA VIDA

FERNANDO TRÍAS DE BES

Coautor de *La buena suerte*

SIETE CUENTOS PARA TODA UNA VIDA

Ilustrado por Blanca Trías de Bes

Relatos

DIANA

Primera edición: octubre de 2023

Diana es un sello editorial de Editorial Planeta, S. A.
Avda. Diagonal, 662-664, 08034 Barcelona (España)
www.planetadelibros.com

ISBN: 978-84-1119-101-2
Depósito legal: B. 15.284-2023
Maquetación: Realización Planeta
Impresión y encuadernación en Liberdúplex, S. L.

Impreso en España – *Printed in Spain*

El papel utilizado para la impresión de este libro está calificado como **papel ecológico** y procede de bosques gestionados de manera **sostenible**.

A mi hija Blanca

En tan solo dos palabras puedo resumir
lo que he aprendido de la vida: «Que sigue».

Robert Frost,
poeta estadounidense

Tú no puedes volver atrás
porque la vida ya te empuja
como un aullido interminable.

Hija mía es mejor vivir
con la alegría de los hombres
que llorar ante el muro ciego.

Te sentirás acorralada,
te sentirás perdida o sola
tal vez querrás no haber nacido.

Yo sé muy bien que te dirán
que la vida no tiene objeto
que es un asunto desgraciado.

Entonces siempre acuérdate
de lo que un día yo escribí
pensando en ti como ahora pienso.

La vida es bella, ya verás
como a pesar de los pesares
tendrás amigos, tendrás amor.

Un hombre solo, una mujer
así tomados, de uno en uno
son como polvo, no son nada.

Pero yo cuando te hablo a ti
cuando te escribo estas palabras
pienso también en otra gente.

Tu destino está en los demás
tu futuro es tu propia vida
tu dignidad es la de todos.

Otros esperan que resistas
que les ayude tu alegría
tu canción entre sus canciones.

Entonces siempre acuérdate
de lo que un día yo escribí
pensando en ti como ahora pienso.

Nunca te entregues ni te apartes
junto al camino, nunca digas
no puedo más y aquí me quedo.

La vida es bella, tú verás
como a pesar de los pesares
tendrás amor, tendrás amigos.

Por lo demás no hay elección
y este mundo tal como es
será todo tu patrimonio.

Perdóname no sé decirte
nada más, pero tú comprende
que yo aún estoy en el camino.

Y siempre, siempre, acuérdate
de lo que un día yo escribí
pensando en ti como ahora pienso.

Palabras para Julia,
JOSÉ AGUSTÍN GOYTISOLO

SUMARIO

PREFACIO

Un día, no hace mucho, vi cómo un gato negro trataba de atrapar a una paloma blanca.

La paloma salió volando y el gato, a pesar de alargar las patas, sacar sus afiladas uñas y dar un salto enorme, no pudo atrapar a la paloma, la cual subió hacia el cielo y dejó al gato sobre la acera con dos palmos de narices.

Esto forma parte del pasado y se puede considerar una historia.

Una historia reciente.

Recordar historias recientes es sencillo.

Con las historias sucede algo muy curioso. Cuanto menos tiempo hace que te han contado un cuento, o has visto una película o leído un libro, más fácil es recordar la trama. Y, cuanto más lejos queda, más difícil es evocarla. Con el paso de los años, acabas por retener solo el argumento principal y quizá algún detalle o personaje. Pero si tuvieras que contar esa historia a otra persona con todo lujo de detalles, no podrías. Necesitarías volver a leer el libro o ver la película de nuevo o que te contasen el cuento completo.

En mi caso, no sería necesario.

Y el motivo es bien simple.

Hay gente que colecciona sellos. Otros coleccionan monedas.

O minerales. Va según los gustos. Y según el dinero, pues hay personas acaudaladas que coleccionan coches antiguos. Pues bien, yo, desde pequeño, decidí coleccionar los cuentos que me contaban o las historias que alguien me narraba.

¿Cómo lo hacía?

Pues metía la historia en una caja. Tenía una para cada historia. ¿Qué había en el interior? Podríais pensar que había hojas de papel con la narración escrita: un resumen, una sinopsis o un esquema. ¡O el cuento completo! Pues no. Lo que yo hacía era tomar una caja, abrirla y contarle la historia al poco de haberla escuchado. Acto seguido, cerraba la caja, tomaba una etiqueta adhesiva, anotaba el título del cuento y la dejaba en la estantería de mi habitación. La historia se mantenía ahí dentro con vida.

Era mi colección de historias.

Cuando deseaba revivir una, recuperaba la caja, la abría y la narración entera volvía a mí. Era como si tuviese vida propia.

¿Magia? ¿Poderes especiales?

No. Nada de eso.

Yo era un niño normal y, ahora, adulto, sigo siendo una persona corriente. No tengo poderes especiales. Pero, por algún motivo que desconozco, donde los demás ven una caja vacía, yo veo el cuento completo, con todos sus detalles, giros y personajes. Una historia viva. Es algo que no recuerdo cómo descubrí. Sucedió, sin más. Como quien descubre que tiene dotes para escalar, para esquiar o para recitar poemas. Pues yo nací con el don de guardar historias dentro de cajas.

Los años fueron pasando. Y, a base de guardar historias, hubo un momento en que en mi estantería había alrededor de sesenta cajas. No eran cajas muy grandes, no creáis. Eran... cajas de fósforos. ¡Sí, sí! Como lo oís. Simples cajas de cerillas. Eso sí, sin fósforos, claro. ¡Había que dejarle sitio al relato!

El caso es que mi madre, harta de tener que apartar las cajas cada vez que quería pasar un paño por la estantería, y considerando, desde su punto de vista, que no tenían utilidad alguna, me sugirió tirarlas todas a la basura.

Me puse hecho una furia. ¡Yo solo tenía siete años, pero atesoraba ya una gran colección!

—Verás, mamá —dije—, dentro de estas cajas hay historias. Es una colección que estoy haciendo. Cuando las abro, las escucho. Así que, si las tiras, las olvidaré para siempre.

Mi madre insistió en que aquello eran cajas de cerillas vacías con una etiqueta, y que podía sencillamente anotar los títulos en una simple hoja de papel y tirar las cajas, de modo que liberaría un montón de espacio de las estanterías y podría colocar libros y otras cosas que no cabían ya en el escritorio o en el armario.

Naturalmente, no me creyó.

Así que, con tal de convencerla, tomé una de las cajitas, una que llevaba una etiqueta que rezaba: «La pequeña Luz», y le dije:

—Mira. La abro, y esto es lo que escucho: «En la barriga de mi mamá no había luz. Estaba completamente oscuro. Como cuando es de noche, pero sin farolas ni ventanas iluminadas. O como cuando tus padres te ponen a dormir y cierran la puerta de tu dormitorio...».

—¡Para, para! ¿De dónde has sacado esta historia? —interrumpió mi madre.

—¡Ya te lo he dicho! Estaba dentro de la caja y ahora ha salido. ¿Quieres que acabemos de escucharla?

Mi madre se quedó muy preocupada y habló esa noche con mi padre, quien le dijo que era imposible que yo pudiese guardar historias en cajas de cerillas. Y añadió que quizá yo estuviese enfermo o perdiendo el juicio, y que debían llevarme a algún médico especialista para averiguar qué me pasaba.

Así que nos fuimos con la caja de cerillas de *La pequeña Luz* a la consulta de un pediatra que no vivía demasiado lejos de casa. El doctor me examinó en una pantalla de rayos equis, escuchó mi respiración con su fonendoscopio, me obligó a abrir la boca y a enseñarle los dientes y me ordenó caminar de un lado a otro de su consulta. Después le pidió a mi madre que saliera para quedarse a solas conmigo. Charlamos un rato e hizo entrar a mi madre de nuevo, que mostraba una expresión de preocupación.

El médico se sentó y, tras carraspear varias veces y anotar algo en un papel, le dijo a mi madre:

—Su hijo no tiene nada grave, pero debe dejar de decir mentiras. —Y señaló la cajita que yo custodiaba en la mano.

El papel en cuestión resultó ser la receta de un jarabe que me obligarían a tomar todas las noches y que sabía asqueroso, y luego el médico le recomendó a mi madre que tirara a la basura la caja con mi primer recuerdo.

Antes de irnos, le cobró dos mil pesetas. Mi padre le dijo a mi madre esa noche que había pagado dos mil pesetas para oír de un médico lo que él ya había dicho.

Por supuesto, no permití que tirasen la caja de cerillas con el cuento de *La pequeña Luz.*

Sin embargo, enseguida me di cuenta de que, mientras insistiera en que dentro de mis cajitas de cerillas había historias, seguirían dándome la cucharada sopera de aquel jarabe asqueroso todas las noches. Si quería que aquel jarabe desapareciera de mi vida, debía esconder todas las cajas de cerillas.

Así que, un buen día, tomé todas las cajas y las escondí en el trastero de nuestro garaje, bien al fondo, donde nadie pudiera verlas.

El trastero de mis padres tenía una cualidad. Solo entraban cosas y nunca salía nada. Era el basurero oficial de lo que daba pena tirar, pero no daba pena olvidar. Con mis cajas de historias fuera de la vista de mis padres y dejando de hablar sobre el tema logré que, al cabo de solo cinco días, mis padres ya no me dieran más jarabe.

Han transcurrido muchos años desde entonces.

Y no ha habido año en que no añadiese cajas de cerillas a mi colección. Algunos años más cajas y otros menos. Pero mi colección de historias siempre creció.

Ahora tengo cincuenta y cinco años.

Atesoro cientos de cajas. Cientos de cuentos y relatos.

Soy un coleccionista de historias.

Ya no necesito esconderlas en trastero alguno. Las tengo en mi propia casa, en la estantería de mi salón. Bien ordenadas y con sus títulos escritos en la etiqueta.

La gente normal tiene libros en sus estanterías. Yo tengo cajas de cerillas. Cuando alguien viene a verme, se extraña y cree que simplemente las colecciono. Pero no. Son mis «libros» de cuentos. Y nadie los ha leído.

Durante todos estos años he considerado mi colección un privilegio. He creído, erróneamente, que esos cuentos eran exclusivos, solo para mí, y que eso la convertía en algo único y especial. Un secreto personal, intransferible.

Sin embargo, un día sufrí un accidente de coche. Fue bastante aparatoso y, por fortuna, salí ileso. Pero perfectamente podía haber revestido mucha gravedad e incluso haber perdido la vida. Y entonces me di cuenta de que, de haber fallecido, cuando mis familiares —vivo solo— repartiesen o donasen mis cosas, interpretarían que las cajas no contenían nada; se preguntarían que por qué las guardaba y, con total probabilidad, lo atribuirían a una manía o costumbre. Pensarían tal vez que los títulos en las etiquetas eran el nombre con que bautizaba a cada cajita, como si fueran mascotas u objetos que encarnan una frase que solo tuvo sentido para mí en algún momento pasado. Una suerte de mitomanía.

Sé de gente que guarda las chapas de todas las botellas que abre. O los sellos de todas las cartas que recibe. Y, pensarían: «Mira, le daba por guardar las cajas de cerillas que gastaba».

Las historias que contienen morirían conmigo.

Y eso sería una pena.

Así que, cuando me recuperé del accidente, decidí compartir las que considero más bellas.

De todas las historias de mi colección, hay algunas que me han ayudado a tener una mejor vida. A ser más feliz o, cuando menos, vivir con más alegría. Y, de todas ellas, he escogido unas que hacen referencia a diferentes etapas de la vida.

El nacimiento, la niñez, la adolescencia, la juventud, la madurez, la vejez y el final de la vida, esa palabra que tan poco nos gusta, pero que hemos de asumir como inherente a la vida: la muerte.

¿Por qué estos y no otros?

Os lo diré: esos cuentos me han ayudado a tener una vida mejor. Y confío y deseo que otras personas puedan experimentar lo mismo. Ojalá.

Los valores y dimensiones de la vida que cada uno de estos cuentos transmite, si bien se adquieren a una edad concreta, son mensajes universales y atemporales que siempre me ha sido útil y beneficioso recordar. Los incorporé en un momento dado de mi pasado a la mochila con la que transito por este mundo y he echado mano de esos valores cuando los he necesitado.

Así que, de alguna forma, los relatos que saqué de su silencioso letargo conforman un equipaje vital para cada etapa de la vida. Los siete me han hecho mejor persona y me han ayudado a conservar las ganas de vivir.

Decidí darles vida con una máquina de escribir. Sé que el ordenador resultaría más práctico, pero, no sé por qué, los cuentos de mis cajitas pedían ser tratados de una forma única.

Las historias mecanografiadas tienen un algo especial.

La varilla con el molde de cada letra impacta en el papel y deja una marca, como una huella en la arena. Las letras son como pisadas y las frases son como caminos, esos garbanzos que, en la espesura del bosque, nos llevan a buen recaudo y ya no estamos perdidos.

A medida que con mi máquina de escribir plasmaba estos *Siete cuentos para toda una vida* me sucedió algo casi mágico.

Sentía que las páginas que mecanografiaba, ya completadas, escapaban del rodillo de la máquina por sí solas. Cuales alfombras mágicas, se ponían en marcha y volaban hacia el horizonte. Era una visión, desde luego. Pero era real como mis cajitas vacías.

Creo saber el motivo.

Los cuentos habían sido liberados de las cajas que los mantenían encerrados y, ya libres, surcaban el mundo en busca de corazones a los que reconfortar.

1

Nacimiento y propósito

La pequeña Luz

Todas las historias de mi colección me fueron narradas, excepto una: *La pequeña Luz.*

Esta historia nació conmigo.

Los médicos y científicos creen que es imposible recordar las cosas que nos sucedieron antes de cumplir tres años. Y por eso era imposible que yo guardara una historia en una caja antes de esa edad.

Sin embargo, esta historia la recuerdo desde siempre. Con tres años la deposité en la que fue la primera cajita de mi colección.

Esta historia es... ¡de cuando estaba dentro de la barriga de mi madre!

Sé que resulta difícil creerlo. Pero es así.

En alguna ocasión en que he confesado que recuerdo cosas de los días previos a mi nacimiento, acontecidos en el vientre de mi madre, todo el mundo reacciona como aquel doctor o como mis padres con mis cajas de cerillas: consideran que no puede ser cierto e incluso algunas personas se ríen de mí. Eso es casi tan desagradable como aquel maldito medicamento, por lo que, una vez escrita *La pequeña Luz*, no tendré que presenciar cómo se mofan de mí ni escuchar que soy un mentiroso porque la ventaja de escribir es que puedes contar algo a otras personas sin tenerlas delante. Así, si se ríen de uno, por lo menos no te enteras.

Sobre el porqué somos concebidos, se ha teorizado mucho, y tanto la ciencia como la biología han explicado perfectamente la increíble casualidad que entraña ser nosotros y no otros. Entre millones de células posibles, una y solo una fecundó a nuestra madre y nos convirtió en un ser humano.

Está muy bien, y no tengo nada que decir al respecto.

Pero yo también creo que las personas nacemos con un propósito. No sé si ese propósito «viene de serie» con el espermatozoide y el óvulo que se pusieron de acuerdo en dejar de ser ellos para ser otro: tú, yo, cada uno de nosotros. Pero sé que ese propósito existe. La vida, el mundo, el universo, la existencia, en definitiva, no son una casualidad carente de sentido. Y, si no lo tiene, la propia vida se ocupa de que lo adquiera. Los seres humanos somos islas de sentido en un frío y solitario océano de estrellas.

Y creo que ese sentido, ese propósito se adquiere antes de nacer.

Y nos acompaña durante toda la vida, aunque a veces nos empeñemos en olvidarlo.

Nadie me contó esta historia que vais a leer.

Es el recuerdo de cómo escogí mi propósito en la vida.

Ese propósito me lo entregó una personita maravillosa.

Se llamaba Luz. La pequeña Luz.

La pequeña Luz

1

En la barriga de mi mamá no había luz.

Estaba totalmente oscuro.

Como cuando es de noche, pero sin farolas ni ventanas iluminadas. O como cuando tus padres te ponen a dormir y cierran la puerta de tu dormitorio y no ves nada. Bueno, sí que ves, pero lo ves todo de color negro, incluso con los ojos abiertos. Abrir y cerrar los ojos es entonces lo mismo.

Pues si quieres ver lo que yo veía cuando estaba dentro de mi madre, no tienes más que cerrar los ojos y esperar unos instantes. O meterte en tu habitación de noche y apagar todas las luces.

¿Verdad que todo es de color negro?

Pues eso es lo mismo que yo veía cuando abría los ojos en el interior de la barriga de mi madre.

Cuando todo es negro y oscuro, al principio uno siente miedo. Pero enseguida se te pasa, sobre todo cuando transcurren las horas y no sucede nada. Es entonces cuando estar rodeado de oscuridad pasa de producir miedo a resultar aburrido. Y cuando uno se aburre demasiado tiempo seguido, se acaba poniendo triste.

Así pues, rodeado de oscuridad tantos y tantos días seguidos, me sentía triste, solo y aburrido.

2

Pues así estaba yo, en medio de la oscuridad cuando, de pronto, vi a lo lejos una pequeña luz. Era como un punto blanco, muy lejano. Brillaba mucho. ¡Por fin sucedía algo! Curiosamente, sentí cierta inquietud. ¡Qué contrasentido! La oscuridad me había dado miedo y, cuando el miedo se me pasó, la aparición de una luz... ¡también me daba miedo!

Esperé unos instantes a ver qué sucedía. La luz seguía allí, lejana y centelleante. Parecía llamarme. Como no tenía nada más que hacer, decidí ir hacia ella.

Mientras me acercaba, mi temor fue en aumento porque era imposible que pudiera haber luz en un lugar cerrado y oscuro en el que llevaba tanto tiempo a solas. Tenéis que tener en cuenta que yo aún no sabía dónde me encontraba. No sabía que estaba dentro de una barriga y, menos aún, que estaba dentro de una madre. No podía saberlo porque aún no había salido y, de hecho, ni siquiera sabía que había exterior. Mi extrañeza ante la presencia de una luz provenía, sencillamente, de que era nueva. De que, durante meses, no había visto más que oscuridad. Pero yo veía esa luz, ahí estaba y era real. La curiosidad me impelía hacia ella. Bueno, la curiosidad y una fuerza especial, una fuerza profunda que entonces no podía comprender.

3

Al cabo de un rato, llegué hasta la luz.

Y no os vais a creer lo que encontré. Tenía ante mí a una niña pequeña, de unos seis años. Llevaba un vestido azul cielo con tirantes. Tenía el cabello negro, no muy largo, con pequeños rizos y sus ojos eran verdes. En la palma de la mano derecha sostenía la luz que yo había visto desde lejos. No era una bombilla ni una linterna ni una vela. Era, simplemente, luz.

—¿Quién eres? —le pregunté.

—Mi nombre es Luz. Pero todo el mundo me llama la pequeña Luz —respondió.

Tanto su forma de mirarme como su actitud me hacían sentir bien, así que decidí quedarme un rato a su lado. Los dos nos sentamos.

—Luz es un bonito nombre —dije.

—Gracias —respondió.

—Yo no sé mi nombre —observé.

—Todavía no lo necesitas —contestó la pequeña.

Contemplé un rato la luz que sostenía en la mano. No iluminaba más que un poquito y flotaba encima de su palma. Era una luz blanca y brillante, y si pasabas los dedos por en medio no había nada.

Me limité a decirle:

—Me gusta tu luz.

Me miró y los dos sonreímos.

Ya nos habíamos hecho amigos.

4

Al cabo de un rato, nos dormimos. Ahí mismo, en el suelo. Luz mantuvo su luz en la mano, cerrada en el puño, en cuyo interior se movía un poco, más bien bailaba o temblaba, como si tuviera vida propia y quisiera zafarse de la mano que la sujetaba.

Cerré los ojos y soñé con oscuridades de muchos tonos. Algunos negros como el carbón, otros más negros todavía y, de vez en cuando, con algún negro más suave.

Al cabo de poco, me desperté.

La pequeña Luz estaba frente a mí. Ya se había peinado y lavado la cara. Sostenía su luz sobre la mano.

—Eres un dormilón. Vamos, es tarde —me dijo.

Me restregué los ojos y, de un salto, me puse en pie.

—¿A dónde? —le pregunté.

—¡A por una luz para ti! —respondió.

—¿Una luz? ¿Para mí?

—Pues claro. ¿O pretendes vivir toda tu vida sin una luz? Necesitarás una, ¿no crees?

—¡Estupendo! —exclamé.

Y nos pusimos a caminar en la oscuridad, guiados solo por la luz de la pequeña Luz, que apenas alumbraba unos metros, aunque tenía la ventaja de que no se consumía porque no funcionaba con electricidad, carbón ni madera. Una luz como esa, pensé, podría no apagarse nunca.

5

Tras caminar un rato en la oscuridad, llegamos a una pequeña colina de hierba que no tenía árboles ni plantas.

—Aquí es, hemos llegado. Sentémonos —dijo la pequeña Luz.

Estábamos en un lugar inclinado, una montaña suave y elevada desde la que dominábamos la vista sobre un gran valle.

—¿Qué hemos venido a hacer aquí? —pregunté.

—No seas impaciente y aguarda. Pronto lo verás.

Resoplé como cuando estoy cansado o algo me da pereza y me puse a acariciar la hierba, que era fresca y olía bien. Luego me tumbé boca arriba, crucé las piernas y usé mis brazos a modo de almohada mientras mascaba una espiga larga.

La pequeña Luz permanecía a mi lado, sentada.

Al cabo de un rato, apareció en el lugar... ¡una familia de monos!

Eran cuatro en total. El padre, la madre y dos chimpancés pequeños. Llevaban gorras de béisbol de diferentes colores y, encima de las gorras, unas gafas de sol. Iban vestidos con ropas alegres como para ir a una fiesta. El padre llevaba una camisa hawaiana de color azul turquesa y flores blancas. La camisa de la madre era amarilla, bastante chillona. Con una mano sostenían unos vasos grandes de bebidas refrescantes con su pajilla para beber. En la otra mano, grandes bolsas de palomitas y otras chucherías. Se sentaron no demasiado lejos de nosotros. No decían nada, no hablaban entre ellos, parecían más bien aburridos. No bebían sus refrescos ni comían sus palomitas, sencillamente esperaban. Esperaban algo, no sabía qué.

Al cabo de unos minutos, llegó otra familia de monos bastante parecida a la anterior. Pasaron por delante de nosotros y se sentaron cerca de los otros. Más tarde, apareció un tercer grupo de chimpancés. Esta vez, se trataba de un grupo de jóvenes amigos. Iban también vestidos con camisas chillonas y llevaban sus correspondientes bebidas y palomitas. Al igual que el resto, ocuparon un lugar en la colina. Y así, uno detrás de otro, fueron llegando distintos grupos de monos.

Al cabo de una media hora, la colina estaba llena de chimpancés. En medio, la pequeña Luz y yo, como dos seres extraños, muy distintos a todos los demás.

Los monos ni siquiera repararon en nosotros.

6

De pronto, sonó una fuerte voz. Era la voz de un locutor que se emitía por algún aparato de megafonía que no pude localizar.

—¡Atención, atención! ¡El espectáculo está a punto de empezar! —anunció el locutor.

Todos los monos se pusieron rápidamente sus gafas, se calaron bien sus gorras y tomaron sus bebidas y palomitas. Estaban inquietos, nerviosos, algo iba a suceder.

Y así fue. Unos magníficos fuegos artificiales empezaron a salir de todas partes hacia el cielo. Eran espectaculares palmeras de fuego, cohetes, petardos, y grandes explosiones, que iluminaban el cielo de maravillosos colores. El espectáculo era magnífico. Todos los chimpancés que, hasta entonces habían permanecido callados, daban ahora saltos y chillaban alborozados. Bebían y comían sus palomitas, bailaban y celebraban con estallidos de alegría cada uno de los diferentes cohetes y fuegos que surcaban el firmamento.

El espectáculo duró bastante rato y en ningún momento los chimpancés y los monos, tanto los padres como los hijos o los más jóvenes, dejaron de dar formidables saltos y gritar.

Finalmente, después de un centenar de cohetes y figuras impresionantes, el espectáculo cesó. Solo permaneció un fuerte olor a pólvora suspendido en el aire. Todo quedó en silencio, y de nuevo volvía a ser oscuro.

Al momento, todos los chimpancés se calmaron. Se quedaron en silencio. Casi decepcionados. Miraban al cielo esperando más fuegos, pero estos ya habían terminado. Cuando se dieron cuenta de que no habría más espectáculo, resignados, recogieron sus cosas y, tal y como habían llegado, se marcharon. Se fueron desperdigando en todas direcciones, adentrándose en la negrura de la oscuridad. En la colina tan solo permanecimos la pequeña Luz y yo. A nuestro alrededor, quedaron solamente las bolsas de palomitas vacías, tiradas por el suelo, así como los diferentes vasos de cartón de los que los monos habían bebido sus refrescos.

La pequeña Luz me miró y me preguntó:

—¿Qué te ha parecido?

—Todos estaban deslumbrados. ¡Qué capacidad de seducir a los demás tienen estos fuegos!

—Así es. Es una luz que promueve el aplauso y la admiración.

—Sería un sueño. Aunque...

—Dime.

—En cuanto se han terminado, ya nadie ha prestado atención.

—¿Y?

—O siempre hay artificio, o siempre hay espectáculo, o, fíjate —dije señalando a nuestro alrededor—, te envuelve una absoluta soledad. Tiene que ser muy muy cansado estar siempre bajo una luz así.

La pequeña Luz sonrió tímidamente y luego añadió:

—¿Quieres que esta sea tu luz?

Y yo le respondí:

—No me interesa esta luz.

Entonces nos levantamos y nos marchamos de la colina.

7

Tras caminar el resto del día, decidimos sentarnos y descansar. Tanto aquel día como los siguientes, cuando la pequeña Luz y yo recorríamos la infinita oscuridad del ayer de la barriga de mamá, no solíamos hablar demasiado. No nos hacía falta. Es difícil de explicar, pero su luz, esa luz que llevaba en la mano, era suficiente. Era como si contuviese las respuestas a las preguntas y como si las preguntas también surgiesen de esa misma luz. Cuando una inquietud, cuando una duda sobre el futuro acudía a mí e iba a compartirla con la pequeña Luz, antes de que pudiese pronunciar una palabra, ella me miraba y el reflejo de la preciosa e indescriptible luz de su mano disipaba mi duda e inquietud.

—¿Ibas a decirme algo? —preguntaba ella.

—No, nada —respondía entonces yo.

8

Al día siguiente, cuando nos despertamos...

¡Perdón! ¡Debo aclarar esto!

Eso de «día siguiente» es una forma de hablar. En el interior de una barriga, yo no tenía noción exacta del paso del tiempo. No sabía lo que era un minuto, una hora o un día. No podía saber si estaba amaneciendo, atardeciendo o si era de noche. Pero prefiero decir «al día siguiente» porque así me entendéis mejor y porque, normalmente, incluso dentro de una barriga, cuando uno se despierta es porque empieza un nuevo día.

Total, que, como os iba contando, nos despertamos. Nos desperezamos y, enseguida, la pequeña Luz exclamó:

—¡Debemos apresurarnos!

—¿Por qué?

—Pues porque sigues sin luz. ¡Necesitas una!

Por vez primera, le pregunté:

—Oye, Luz... ¿Y por qué necesito una luz?

La chiquilla me miró, sorprendida por mi consulta.

Luego se echó a reír y sentenció con una suave voz:

—Nadie. Nadie puede vivir sin su luz.

9

Esta vez no tuvimos que ir tan lejos. Lejos no, pero caminamos un montón, porque dábamos vueltas y vueltas sobre nosotros mismos, en círculos.

—Juraría que era por aquí, juraría que era por aquí... —murmuraba una y otra vez la pequeña Luz con la vista puesta en el suelo, como si hubiese perdido algo pequeño, un pendiente o un anillo.

—¿Qué buscamos? Si has perdido algo, ilumina el suelo con tu luz.

—¿Pero tú estás tonto? ¿Cómo voy a acercar mi luz al suelo si lo que busco es una luz distinta? ¿No te das cuenta de que mi luz impediría encontrar lo qu...

De pronto, exclamó.

—¡Aquí están! ¡Aquí están! ¡Las encontré!

En efecto, en el suelo, a nuestros pies, había unas lucecitas muy chiquitinas. Eran del tamaño de una semilla. No había una ni dos ni tres. Había muchísimas y estaban dispuestas una tras otra, formando una larga y serpenteante línea. La luz que despedían no era constante. Tampoco es que se apagasen ni fuesen intermitentes. Más bien parecían las luces de los árboles de Navidad, esas que discurren a lo largo de un cable y que rodean el árbol, y que bajan y suben de intensidad y que cuando acabas la comida del día de Navidad te quedas mirando, adormilado, como hipnotizado, mientras haces la digestión del pavo y los turrones.

Pero no eran luces de Navidad. Porque estas luces, además de variar de intensidad constantemente... ¡se movían!

—¡Estas luces están vivas! —exclamé.

Tomé una de ellas en mis manos y me di cuenta de que las luces tenían unas minúsculas patitas y un cuerpo y una cabecita y unos ojos negros chiquitines, así como antenas y alas.

—¿Pero qué son? —pregunté, asombrado.

—¡Son luciérnagas! —respondió exultante la pequeña Luz.

Y añadió:

—¡Debemos seguir la hilera hasta alcanzar a la que marcha en primer lugar! ¡Vamos!

10

Así pues, la pequeña Luz y yo nos pusimos a seguir la hilera de luces, como cuando Pulgarcito seguía sus garbanzos por el bosque o como cuando un avión sigue la línea de luces en la pista del aeropuerto para despegar de noche. Era como si siguiésemos un camino o una pista. ¡Aunque no sabíamos a dónde nos llevaba!

Se trataba de llegar hasta la primera. Una luciérnaga iba siempre detrás de la otra. La hilera era larguísima. Parecía no terminar nunca. La pequeña Luz caminaba con paso vivo y, de vez en cuando, saltaba por encima de la fila, cambiándose de lado. Cuando lo hacía, yo la imitaba, para no perderla de vista.

Al cabo de un rato, cansado de seguir una hilera que no conducía a parte alguna, le dije a la pequeña Luz:

—¡Espera! Hay algo que me gustaría averiguar.

Me agaché y me acerqué a una de las luciérnagas que, como un autómata, seguía la estela de su predecesora.

—Disculpe que la moleste, señora Luciérnaga.

—¿Qué desea? —respondió el diminuto y brillante insecto.

—¿Puedo saber a dónde van ustedes?

—Pues... no lo sé.

—¿Cómo que no lo sabe? —pregunté.

—¿Acaso es importante?

—Pues... pues... Hombre, yo creo que uno debe sab...

—Mujer.

—¿Perdón?

—Mujer. Ha dicho hombre, y soy una luciérnaga. Femenino. ¿Comprende?

—Ah, perdón. Señora Luciérnaga, ¿no le inquieta caminar en fila sin saber su destino?

—Bueno, precisamente, lo que me inquietaría sería lo contrario, caminar sola. Yo sigo a la luciérnaga de delante, que sigue a la de delante, que sigue a la de...

—¡Vale, vale! ¡Ya lo he entendido!

—¿Y la que va detrás de usted?

—Pues esa me sigue a mí y ella es, a su vez, seguida por otra, quien, a su vez, es también seguida por otra luciérnaga, quien...

—¡Vale, vale! ¡También lo he entendido!

—Vamos todas juntas, ¿comprende? Cada una marca el camino de la siguiente, y así no nos perdemos.

—¿«Así no nos perdemos», dice? ¡Pero si no saben a dónde se dirigen! —exclamé indignado.

—¡Ah! ¿Es eso? Pues pregunte usted a la primera luciérnaga de la fila.

Levanté la vista y me di cuenta de que había perdido de vista a la pequeña Luz. Debía de estar más adelante, así que eché a correr a toda velocidad siguiendo la hilera. Después de correr con todas mis fuerzas, la alcancé.

—Pensé que habías desistido —me dijo.

—No, no. Estaba hablando con una de las luciérnagas. Me ha dicho que debemos llegar hasta la primera.

—¿Para qué preguntas si es lo que te había dicho? Pues ya hemos llegado.

En efecto, la hilera ya no seguía más. Habíamos alcanzado a la primera de todas las luciérnagas. Este momento era muy importante para mí. Si quería quedarme esta luz, si esta era la luz que yo necesitaba, debía saber a dónde conducía. Así que pregunté a la primera luciérnaga:

—¿Es usted la líder?

—¿Cómo dices? ¿Líder? ¿Qué es eso?

—¡Tiene usted cientos de semejantes siguiendo sus pasos! ¡La suya es una gran responsabilidad! ¿A dónde las lleva?

La luciérnaga se detuvo de sopetón. Tanto que la que iba detrás chocó con ella y también la siguiente. Todas se amontonaron, como cuando se produce un accidente en cadena y varios coches se incrustan uno con otro a medida que llegan al sitio de la colisión.

La primera luciérnaga de la fila abrió mucho los ojos y dijo:

—Busco a la última luciérnaga de la hilera.

Me quedé de piedra.

—¡¡¿A la última?!!

—Sí.

—Pero... ¡¿para qué?!

—Pues para ponerme detrás y seguirla —respondió—. ¿O acaso no sabes que una luciérnaga siempre sigue a otra luciérnaga?

No supe qué responder.

En aquel momento, alcé la vista y me di cuenta de que la cola de la hilera estaba a unos pocos metros. Habíamos caminado durante horas a lo largo de la hilera para llegar hasta el mismo punto de partida.

La primera luciérnaga se afanó en alcanzar la cola de la hilera y se enganchó a su luz. Ahora, la hilera era en realidad un inmenso círculo que se cerraba sobre sí mismo. Todas caminaban, pero lo hacían en círculo. Eran un gran disco giratorio, no iban a ninguna parte. Pero seguían su camino contentas, seguras de sí mismas.

—Ahora ya no nos vamos a perder —dijo la primera luciérnaga, la cual, en realidad, ya no era la primera. Era una más de una gran e inmensa circunferencia que daba vueltas.

La pequeña Luz me estaba mirando. Se limitó a preguntarme, al igual que hiciese el día anterior con los chimpancés:

—¿Quieres que esta sea tu luz?

Y yo, igual que el día anterior, le respondí:

—No me interesa esta luz.

Entonces nos levantamos y nos alejamos de las luciérnagas, que seguían dando vueltas como un tiovivo, sin destino, pero con la tranquilidad y la paz que les infundía seguir una luz ajena.

11

Esa noche, mientras tratábamos de conciliar el sueño, la pequeña Luz se dio cuenta de que yo estaba temblando.

—¿Tienes frío? —me preguntó.

—Sí, mucho.

—Aguarda.

Entonces dejó su luz a un lado, entre los dos, como una pequeña hoguera. Era la primera vez que se desprendía de ella. La luz calentaba como un buen fuego. Me tumbé de lado y, mientras conciliaba el sueño, le consulté:

—¿Todo el mundo tiene una luz?

—Sí, todo el mundo la tiene. Incluso quienes no lo saben —respondió.

Cerró los ojos, bostezó y, antes de dormirse del todo, añadió:

—Es imposible no tener una luz.

12

Esta vez fui yo quien me desperté primero. La pequeña Luz estaba profundamente dormida, así que la dejé descansar. Me sentía inquieto. Desde luego, la vida era mucho más entretenida que cuando estaba simplemente a oscuras, esperando, no sabía muy bien el qué. Ahora no solo tenía compañía, sino que, además, tenía un objetivo, una misión: debía encontrar una luz. La verdad era que tampoco sabía para qué ni por qué, pero era divertido buscar.

—Anda, despierta, dormilona —dije por fin—. Es tarde y todavía no tengo luz.

La pequeña Luz bostezó igual que había hecho justo antes de dormirse.

—¿A dónde vamos hoy? —pregunté.

—¡Enseguida lo verás! ¡Vamos! —exclamó dando un brinco.

13

Era una extraña ciudadela.

No recuerdo cómo dimos con ella. Solo sé que, de pronto, nos hallábamos ante una muralla y que unos centinelas que portaban unas lanzas y lucían yelmos nos dejaron pasar sin preguntarnos nada. Mucha gente entraba y salía de la ciudadela. Era una población de callejuelas estrechas y callejones oscuros, como las de la Edad Media, donde la gente pobre vive junto a la que no es tan pobre, y donde venden verduras al lado del que clava herraduras a los caballos. Y donde muere un anciano junto al hogar donde nace un niño.

Las calles eran como un laberinto. La gente no reparaba en nosotros, y yo estaba sorprendido por todo cuanto veía. En un momento dado, torcimos por una callejuela, cruzamos una pequeña plaza y nos metimos en un barrio totalmente distinto a los anteriores.

En ese barrio, todos los hombres y mujeres con los que nos cruzábamos llevaban lentes y bata blanca. Algunos tenían el pelo revuelto e incluso de punta. Pasamos junto a unos hombres que discutían acaloradamente utilizando palabras muy extrañas que yo no comprendía:

—Fosfato, fosfato —decía uno, agitando unos papeles.

—¡Nooo! ¡Nitrato, es nitrato! —corregía otro.

—¿Pero qué decís? —intervino un tercero.

—¿Sulfito? —sugería un cuarto.

A lo largo de las calles, discurrían las casas con sus ventanales. A través de esos cristales vi a más hombres y mujeres con bata blanca mezclar líquidos en botes de cristal, algunos de cuello estrecho. A través de una de las ventanas vi a un inventor con pinta de loco que, después de mezclar un líquido de color azul con otro de color verde, provocó una gran explosión en su laboratorio; a través de otra de las ventanas vi a un científico que había creado un sistema para que un molinillo hiciera de despertador; y en una tercera ventana había una mujer escribiendo en una pizarra inmensa fórmulas y números indescifrables para mí. En un momento dado, la mujer se enfadó muchísimo y borró la pizarra entera mientras apretaba los puños y se ponía muy roja para, luego, calmarse y volver a empezar sus cálculos, escribiendo en la pizarra una nueva fórmula.

También había numerosas tiendas y pequeños locales donde vendían todo tipo de productos relacionados con la ciencia y las invenciones. Desde microscopios a aparatos para medir el peso, el tamaño o las distancias.

—Aquí es —dijo la pequeña Luz tras llegar a una puerta de cristales anaranjados.

14

Pasamos al interior. Era un local muy acogedor y bien iluminado. Parecía una tienda, pero no había productos a la venta. Solo había un mostrador y, detrás, apostado en una silla, un hombre calvo, de ojos negros y pequeños, que llevaba unas lentes redondas. Detrás, había una enorme y altísima pared cuyo final era imposible de ver. Subía y subía hasta lo alto, y no podía saberse dónde terminaba.

Lo curioso es que toda la pared estaba repleta de bombillas que iban apagándose y encendiéndose intermitentemente y de forma aleatoria. Ahora se encendía una, ahora se encendía otra. Ahora se apagaba una, ahora se apagaba otra.

—¡Hola, Luz! —saludó el hombre a mi pequeña acompañante—. ¿Qué te trae por aquí?

—¡Hola, René! —respondió mi amiga, quien parecía conocer bien al hombre de las mil y una bombillas—, te traigo a un posible cliente.

—¡Esa es una gran noticia! ¿Cómo estás, chico? —me preguntó.

—Pues... muy bien.

—Mi amigo necesita una luz, René. Y le estoy mostrando algunas de las distintas luces que puede escoger.

—Eso está muy bien. Verás, te explicaré. Todas estas luces que están detrás de mí son las bombillas de la ciencia.

—¿De la ciencia?

—Así es. Cada vez que se ilumina una bombilla, significa que un científico o un inventor ha descubierto algo. Son las luces de las ideas y de los descubrimientos.

—¿Y cuando se apagan?

—Bueno, cuando se apagan significa que un experimento no ha funcionado y que la persona que estaba tratando de descubrir algo deberá volver a empezar.

Recordé a la mujer de los cálculos que había borrado su pizarra entera y al inventor cuya mezcla le explotó en las narices.

—Pero eso es normal —aclaró René—. No siempre se logra un descubrimiento. Tu bombilla de las ideas debe encenderse y apagarse muchas veces a lo largo de tu vida para realizar un descubrimiento trascendental.

—Entiendo.

La pequeña Luz me observaba, callada.

Nos quedamos los tres en silencio, yo con la vista puesta en todas esas bombillas que se encendían y apagaban sin descanso.

—¿Y bien? —preguntó René—, ¿quieres una?

Me quedé pensativo unos instantes y luego pregunté.

—Quisiera saber algo.

—Dime.

—Si me llevo esta luz, significa que adquiriré el pensamiento científico, la sabiduría de la ciencia. ¿Es así?

—Así es.

—Y esa luz... ¿qué me permitirá?

—Te permitirá comprender la naturaleza, la física, la química, el funcionamiento de todas las fuerzas que rigen el cosmos y el universo.

Miré a la pequeña Luz. Ella, a su vez, me escrutaba con sus ojos negros. En ellos vi algo especial, algo que no sabía describir en aquel momento, pero que enternecía mi corazón y erizaba mi piel. Era un sentimiento, una emoción. Y supe que ese sentimiento, esa profunda emoción que entonces no sabía nombrar no era una fuerza gravitacional ni una mezcla de elementos químicos, ni un descubrimiento científico; era algo que la ciencia nunca lograría explicar. Lo supe, nunca mejor dicho, a ciencia cierta. La luz que despedían los ojos de la pequeña Luz era la misma que despedía la lucecita eterna que llevaba en su mano. Esa luz no respondía a idea ni descubrimiento alguno. No se encendía y apagaba. Simplemente, estaba ahí y era de ella.

Entonces respondí:

—Lo siento, René. Pero no me interesa esta luz.

15

Esa noche, ya lejos de la ciudadela, me sentía un tanto inquieto.

Acababan de ofrecerme una luz excepcional, la del conocimiento absoluto, la de la ciencia, una luz que me iba a permitir hacerme no solo tremendamente célebre a través de mis descubrimientos, sino que me daría la posibilidad de comprender por entero el universo, a las estrellas, a los planetas... Pero, por algún motivo, aquella luz yo sabía que no iba a servirme para algo más profundo y a lo que no podía ponerle nombre. Por eso permanecía muy callado y pensativo. La pequeña Luz se percató y, justo antes de dormirnos, una noche más, junto a la luz de su mano, que reposaba entre ambos, me dijo:

—¿Hay algo que desees saber?

—Sí —respondí yo—. Dices que todo el mundo tiene una luz, que es imposible no tenerla. Pero... ¿para qué se supone que debe servir mi luz?

La pequeña Luz se quedó pensativa. Y luego respondió:

—Eso es, precisamente, lo que debes decidir.

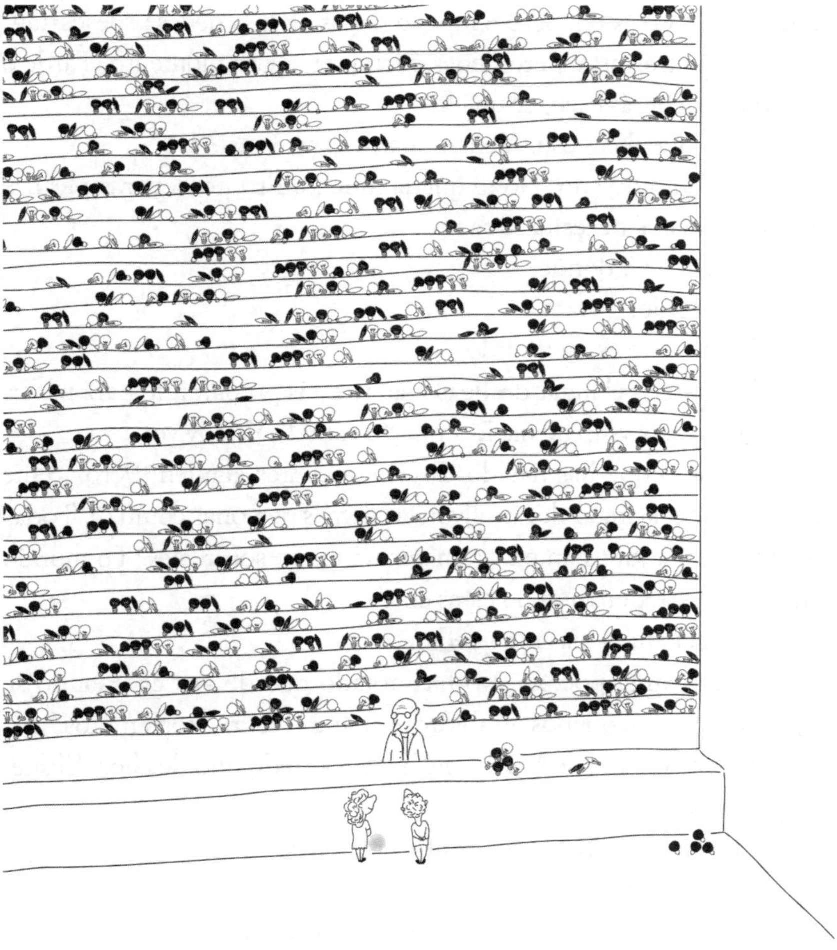

16

Al día siguiente, fue la pequeña Luz quien se había levantado antes que yo. Abrí los ojos y, una vez que me hube aseado, ella tomó la palabra:

—Hasta ahora, no has escogido luz alguna. Eso significa que aún atesoras tú la decisión, pero tampoco tienes nada. Puedes ir descartando luces una tras otra, pero debes decidir en algún momento. Tarde o temprano, deberás escoger una luz.

—¿Por qué dices eso? Tengo tiempo, ¿no es así?

—Me temo que no. No te queda mucho. Pronto deberás partir e iniciar tu vida. Y necesitas una luz.

—¿Partir? ¿A dónde?

—Al mundo.

—Pero... este es mi mundo.

—No, este es el lugar desde el cual te estás preparando para nacer.

—¿Nacer...? ¿No he nacido ya? ¡Mírame! ¡Yo soy yo!

—Sí, claro que has nacido. Estás aquí. Eres alguien. Pero yo me refiero a nacer al lugar donde viven las demás personas como tú. Todas las que viven aquí están en tu imaginación, no son reales. Tu mundo está muy cerca, pero aún no estás en él.

—Y... ¿cuántos días me quedan?

—Pocos, muy pocos. ¿No has notado que de vez en cuando se producen unos pequeños temblores? Como si fueran terremotos.

—Sí, esta noche, de hecho, me ha despertado uno de ellos. El suelo se movía con fuerza.

—Pues eso significa que pronto vas a nacer.

Me quedé pensativo.

—De acuerdo —asentí—, pongámonos en marcha.

17

El oleaje era fuerte, pero nuestra embarcación parecía estar preparada para soportar cualquier embate del mar.

Era una barquichuela de madera, de color azul y con un pequeño habitáculo en el centro, donde se hallaban el timón y el resto de los mandos de la barca. Había muy mala mar, caían relámpagos y llovía con mucha fuerza. Un viento huracanado soplaba más y más fuerte cada vez. Estaba muy oscuro y la barca daba saltos sobre las espumosas olas.

No recuerdo cómo habíamos ido a parar a bordo de aquel barco. No recordaba haber pasado por puerto alguno o por ningún embarcadero. Así era a veces mi vida, antes de nacer, junto a la pequeña Luz. Las cosas sucedían de pronto, sin más. Y después, volvían a desaparecer. Como la gran ciudad de los inventores, que apareció de la nada y de la que nos fuimos sin volver a cruzar sus murallas.

Los días y los lugares se sucedían como durante los sueños, pudiendo pasar de un momento a otro como por arte de magia y moviéndonos en el espacio como si tuviésemos el don del teletransporte.

La pequeña Luz llevaba el timón y, de pronto, me dijo:

—Toma tú los mandos. Eres tú quien debe llevar la nave. Es tu vida...

Me situé ante el timón de madera de la embarcación y lo sujeté con mis manos. Me di cuenta de que no éramos el único barco. Había más barquitas alrededor y todas, como la nuestra, luchaban por no zozobrar ni volcarse.

De pronto, me percaté de que en el horizonte había una luz. Era una luz potente y amarilla, que daba vueltas y de vez en cuando nos deslumbraba para luego desaparecer. Era como esas luces de la sirena de una ambulancia o de un coche de la policía, pero no hacía ruido. Decidí dirigir la embarcación hacia esa luz. Al fin y al cabo, de eso se trataba, de descubrir cuál debía ser mi luz.

Al pasar junto a una de las barcas, un marinero me gritó:

—¿A dónde vas?

—Hacia aquella luz —respondí yo, señalando con mi mano.

—¡No lo hagas! —gritó—. Es peligroso.

Ignorando su advertencia, viré y puse rumbo a la lejana luz que aparecía y desaparecía a lo lejos.

A medida que nos aproximábamos, me di cuenta de que la luz se hallaba sobre una elevada torre.

Era un faro.

Y se erguía sobre unos acantilados. Si nos seguíamos aproximando, corríamos el riesgo de embarrancar contra los arrecifes de la costa. Comprendí entonces el aviso del marinero.

—Creo que estamos en peligro —dije—. Si nos acercamos más al faro, chocaremos con las rocas y nos hundiremos.

—Haz lo que creas que debes hacer —dijo impávida la pequeña Luz.

Decidí virar por completo, esquivar las rocas y alejarme de nuevo de la costa, navegando mar adentro, donde no había arrecifes con los que chocar y donde el resto de las barcas daban saltos sobre las olas, sin riesgo a embarrancar o a ver su casco destrozado, lo que habría terminado en naufragio.

18

Cuando estuvimos a salvo, le dije a la pequeña Luz:

—El faro nos ha salvado de embarrancar.

—Así es.

La barca del marinero que me había advertido se acercó y abarloó nuestra embarcación, atando unos cabos. Encendió una pipa y me miró.

—Eres nuevo en estos mares, ¿verdad?

—Sí —respondí.

—Pues ahora ya sabes dónde permanecer a salvo. Lejos del faro no hay peligro de chocar con los arrecifes. La luz del faro te ha salvado.

—Quizá he sido algo imprudente. No sabía a dónde iba.

—Bueno, nadie sabe siempre a dónde va —respondió el marinero—, por eso los marineros calamos aquí y de aquí no nos movemos.

—¿Siempre en el mismo sitio?

—Siempre aquí, en efecto. Lejos de los peligros de los que las luces de los faros nos advierten.

—Y... ¿no os aburrís, fondeados siempre aquí? ¿No deseáis navegar a otros países, a otros lugares y descubrir remotas tierras y países extranjeros? Al fin y al cabo, ¿no es eso lo que hace a un marinero?

El marinero apagó su pipa. Parecía algo incómodo por mi pregunta.

—Sí, eso es lo que hace a un marinero, pero ningún capitán desea que su barco se hunda, ¿no crees?

—Supongo que sí.

—Pues de eso se trata. De no hundirse.

El marinero se ajustó el abrigo, desató los cabos que nos mantenían abarloados y se separó de nosotros. Oí que mascullaba algo, como maldiciendo, pero no acerté a saber qué decía.

Una vez que estuvimos a solas, mecidos por las olas, la pequeña Luz me preguntó:

—Entonces... ¿te llevas la luz del faro?

El tiempo se estaba acabando. Debía tomar una decisión. Y la del faro no era una mala luz. Si me llevaba esa luz al mundo lograría eludir los peligros y permanecer siempre a salvo. Siempre a salvo... aunque en el mismo sitio. Esto último no me seducía demasiado.

Miré a la pequeña Luz.

—¿Y bien?

—Lo siento, pero no deseo esta luz.

Y nos fuimos a dormir.

19

Lo que sucedió la última noche, antes de nacer, es algo que nunca olvidaré. Yacíamos, como siempre, acostados en el suelo. La luz de la pequeña Luz estaba entre ambos, como una hoguera, dándonos calor. Y, de pronto, mi amiga dijo:

—Es de noche. Mira el cielo.

Y descubrí que el oscuro cielo estaba todo estrellado. Lleno de fulgurantes estrellas que centelleaban desde el infinito.

—Son estrellas, ¿verdad? —pregunté.

—Sí. Su luz es una maravilla. Las personas darían lo que fuese por poseer una estrella. Una estrella es un sol lejano, que alumbra a otros planetas y que reina en alguna parte del universo.

—Entiendo.

—Hasta ahora no te había ofrecido su luz, pero creo que tu partida va a ser inminente y debo ser honesta: ¿quieres la luz de las estrellas?

No sé por qué, pero la pequeña Luz me ofreció la luz de las estrellas con congoja, con tristeza, como si temiera que yo, finalmente, optase por llevarme esa luz al mundo. Y lo cierto era que esa constituía la mejor de las luces que había conocido hasta el momento. La más poderosa, la más bella. La que, suspendida en el universo, junto a otras estrellas, componían el firmamento. Estuve a punto de decir que sí, pero entonces me di cuenta de que no podía llevarme una luz que no conociese de cerca, no podía quedarme una luz a la que nunca pudiese acercarme. No necesitaba preguntar a la pequeña Luz si podíamos llegar hasta la estrella más cercana.

—Es una luz preciosa. Es la más bella de cuantas me has ofrecido. Pero no la quiero.

—¿Por qué?

—No quiero luces de sitios a los que es imposible llegar.

20

Justo cuando más oscuro era, y más profundamente dormía, empezó un pequeño temblor en el suelo. Abrí los ojos y me di cuenta de que estaba a oscuras. ¡La pequeña Luz no estaba a mi lado, como las demás noches!

De pronto, ante mí había un hombre grande, de ojos blancos y capa negra. Llevaba una capucha también negra, que cubría parcialmente su rostro.

Me incorporé, asustado.

—No temas —me dijo con una voz grave y tenebrosa.

—¿Quién eres? —pregunté.

Abrió su capa con ambas manos y miles de luces minúsculas y diminutas, encendidas, poblaban no solo su capa, sino también su cuerpo, sus brazos, su rostro. Distintas a la luz que siempre llevaba la pequeña Luz en su mano, cálida y acogedora, aquellas eran luces que cegaban y que, no sé por qué, herían mis ojos.

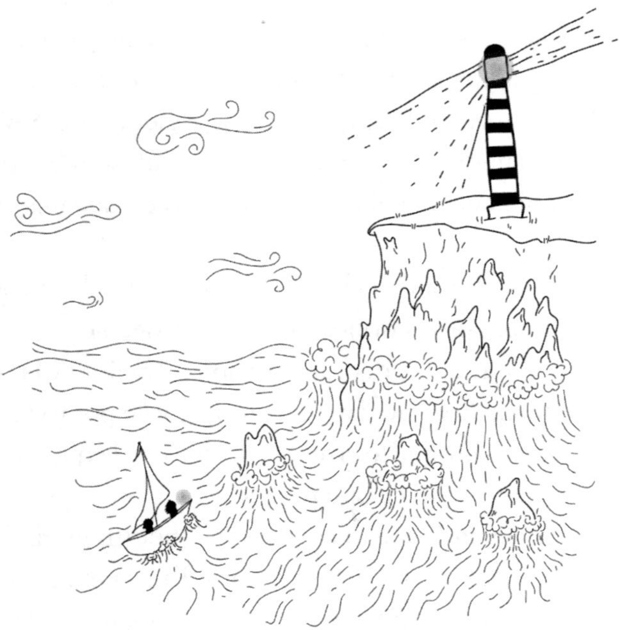

—Soy el Señor de las Luces —me dijo.

—¿El Señor de las Luces?

—Sí, he venido a darte la luz que no encuentras.

—¿Y qué luz es esa?

—Es una luz que no podías encontrar en sitio alguno porque contiene a todas las demás. La luz que puedo ofrecerte contiene la de los fuegos de artificio, la de las luciérnagas, la de los inventores, la de los faros, la de las estrellas... Esas y todas las demás que podías haber encontrado en tu búsqueda. Te ofrezco todas las luces del mundo. Eso hará que logres en tu vida todo aquello que te propongas sin importar quién se interponga en tu camino.

Me puse en pie, inquieto. ¡Era una gran oportunidad!

—¿Y qué debo hacer para conseguir la luz que dices ofrecerme?

—Es muy sencillo, me dijo, debes entregarme a la pequeña Luz.

—¿¡Cómo dices!?

—Lo que has oído. Es muy sencillo. Llama a la pequeña Luz y, cuando acuda a ti, róbale la luz que lleva en su mano y entrégamela.

Pensé en la pequeña Luz. ¿Dónde estaba? ¿Por qué había desaparecido? Lo más probable es que, ante la presencia del Señor de las Luces, hubiese temido por su vida. O por su luz. ¿Había realmente huido? ¿Me había dejado solo en el momento en que más la necesitaba?

Entonces, justo entonces, el suelo empezó a temblar con mucha fuerza. Era un terremoto enorme, todo se tambaleaba.

—Tu tiempo se acaba —dijo, amenazante, el Señor de las Luces—. ¡Llama a la pequeña Luz y te daré una luz que vale por todas las luces del mundo! Toma la luz que te ofrezco. ¡La luz con la que someterás al mundo y conseguirás todo cuanto desees!

Fue entonces cuando me di cuenta de lo que en verdad sucedía. Aquellos temblores no eran un terremoto. Era que... ¡iba a nacer! Una enorme fuerza me empujaba hacia el mundo, hacia el mundo en

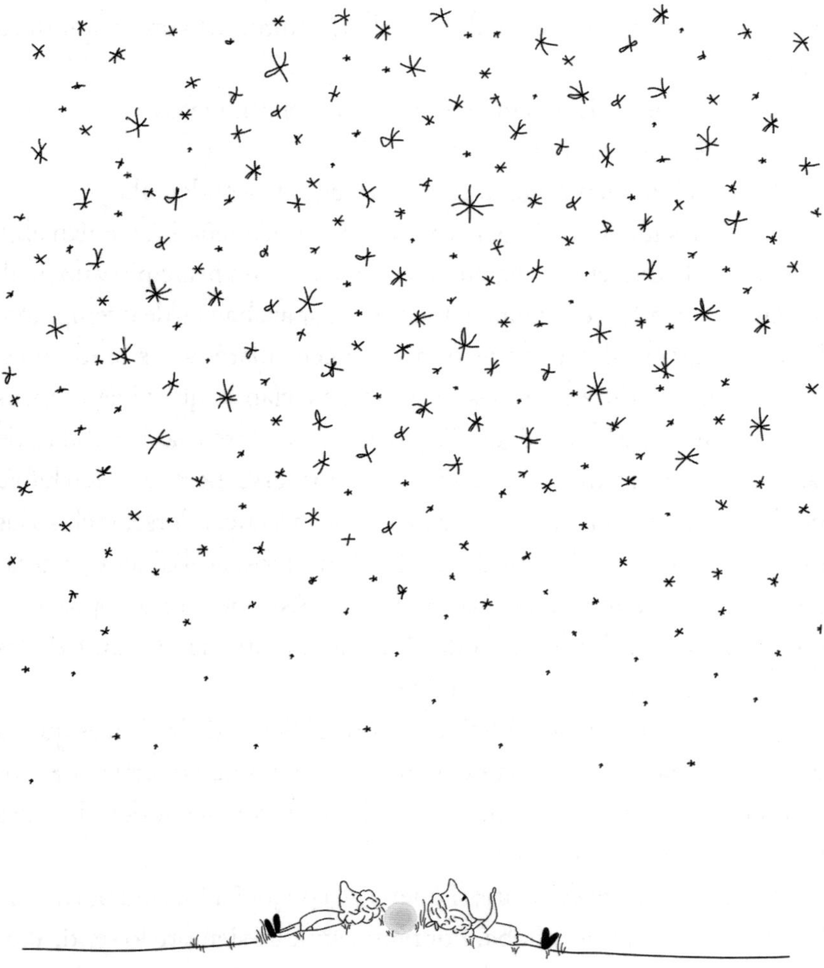

el que debía vivir. El mundo en el que debía tener mi propia luz. Había llegado el momento final y no tenía nada. ¿Había sido demasiado exigente descartando todas las luces que la pequeña Luz me había mostrado? Por un momento pensé en que la luz de las luciérnagas no era tan mala o que debía haberle comprado una bombilla a René o que...

El Señor de las Luces interrumpió mis pensamientos:

—¡Ahora o nunca! ¿Tomas mi luz?

En aquel momento me di cuenta de algo trascendental.

Todas las luces que había visitado con la pequeña Luz tenían algo en común. Todas tenían una duración, una vida, un principio y un final. Todas se encendían en algún momento y se apagaban tarde o temprano: los fuegos artificiales, aunque los más espectaculares y deslumbrantes, eran los menos duraderos; las luciérnagas vivían lo que vivían, pocos días; los faros se apagan algún día y dejan de ser faros; las bombillas de las ideas no hacían más que encenderse y apagarse, pero también había un día en que se fundían y nunca más volvían a encenderse; incluso las estrellas, aunque podían brillar millones de años, acababan por desaparecer para siempre con una implosión. Así que, aunque poseyera todas las luces del mundo, todas las que me ofrecía el Señor de las Luces, todas ellas morirían algún día.

Fue entonces cuando adiviné por qué el Señor de las Luces quería que le entregase la luz de la pequeña Luz. ¿Para qué querría el Señor de las Luces a la pequeña Luz, si él disponía de todo el poder, de todas las luces que podían existir?

La respuesta era evidente; si quería a la pequeña Luz era porque su luz era la única que le faltaba. Por tanto, aunque siempre lo sentí, ahora lo supe a ciencia cierta: la luz de la pequeña Luz era la única luz que nunca se apaga. Que brilla siempre, desde siempre, para siempre, desde y hasta la eternidad.

Y entendí que eso explicaba que, cuando la miraba, veía en ella todas las respuestas y todas las preguntas; por eso era tan sencilla y profunda al mismo tiempo.

Los temblores se hicieron más y más fuertes.

Empujé al Señor de las Luces con mis brazos y le grité con todas mis fuerzas:

—¡Nunca te entregaré a la pequeña Luz! ¡Vete! ¡Aléjate de mí!

—¡Allá tú! ¡Acabas de perder un gran poder! —respondió con odio.

Y, envolviéndose con su capa, se tornó completamente oscuro y desapareció fundiéndose con la propia oscuridad.

21

En aquel momento, sentí que una fuerza tiraba de mí. Estaba como en un túnel. Mi viaje había terminado. Era el final de mi antesala de la vida. Iba a nacer. Al final del túnel vislumbré la luz del mundo. La luz natural del lugar donde mi madre estaba dándome a luz, trayéndome al mundo.

Sentía como si me arrastrase un huracán. Mi tiempo en el interior de mi madre se había terminado. Iba a nacer, pero... me iba sin luz alguna.

Entonces grité con todas mis fuerzas:

—¡Luz! ¡Pequeña Luz!

Y, de nuevo:

—¡Pequeña Luz! ¡Ven junto a mí!

Y me di cuenta de que ella estaba junto a mí. Extendió su mano y su luz nos iluminó.

—¿Dónde estabas?

—No me he movido de tu lado.

—Es el momento —dije, mientras recibía una fuerte sacudida que, ahora sí, me alejaba de mi amiga.

—¿No vienes? —le pregunté, tendiendo mi mano.

—No, ese no es mi mundo —respondió con una lágrima asomando a sus ojos.

—Creo que es una despedida...

—Sí. Te vas sin luz alguna... —observó.

Y entonces le dije lo que, hasta entonces, no me había atrevido a decirle:

—Me gustaría llevarme tu luz.

La pequeña Luz sonrió. Sonrió mientras lloraba. Su sonrisa era de emoción y de alegría.

—¿Por qué quieres mi luz? —me preguntó mientras acercaba su mano a la mía.

Y respondí:

—Porque tu luz es la que me dice qué es lo que verdaderamente deseo.

Así era: a lo largo de los días que pasé junto a la pequeña Luz, había sido capaz de una cosa. Había sido capaz de discernir. De decidir. De saber qué luz quería y no quería para mí. Esa era la luz de mi deseo más profundo. La luz que iluminaba realmente mi ser. ¿Qué luz había alumbrado mi camino? ¿Qué luz era la que me calentó durante las frías y oscuras noches en el vientre de mi madre? ¿Qué luz era la que, en cada momento, me había servido para decidir? Era la luz que la pequeña Luz había llevado en su mano todos esos días.

Y entonces la pequeña Luz abrió su mano. Y su luz pasó a la mía. Y, para mi asombro, se desdobló en dos. No se partió por la mitad. Sencillamente, una luz se había convertido en dos. Ahora había dos luces. La suya y la mía. Cerré el puño para que no se me escapase y, sintiendo una gran sacudida, seguida de un frío enorme, nací.

Nací con la luz de la pequeña Luz en mi puño.

Y lloré fuerte.

Muy fuerte.

No podía ver nada. Mis ojos aún no estaban preparados. Pero en mi interior, brillaba la luz que finalmente escogí y que, todavía hoy, me acompaña: la luz eterna y reveladora de la pequeña Luz.

Creo que no soy el único que, dentro de su madre, antes de nacer, tuvo contacto con la pequeña Luz. De hecho, creo que todo el mundo lo ha tenido. Pero muy pocos lo recuerdan.

En mi caso, aunque me he hecho mayor, no me cuesta decir que muy a menudo echo de menos a mi amiga. Echo de menos su compañía, sus frases sin sentido, su sonrisa y, sobre todo, su alegría por encontrar una luz para mí.

Los días en que estoy triste o en que me ha sucedido algo malo; las ocasiones en que no comprendo por qué hay personas malas; o cuando se van seres queridos de este mundo; o cuando creo que ya no tengo fuerzas; o cuando tengo que enfrentarme a una decisión difícil, entonces, en aquellos momentos, cierro los ojos.

Y si espero a que todo esté negro, muy negro, entonces soy capaz, al cabo de unos minutos, de ver un pequeño punto blanco, a pesar de tener los ojos cerrados. Es una luz en mi mente, o en mi sueño. Sé que es la pequeña Luz. Aquella luz que con su manita de porcelana me tendió y yo me llevé, con mi manita cerrada, esa mano cerrada que muestran todos los recién nacidos que también han conocido a la pequeña Luz y escogieron llevarse la que sostenía en la palma de su mano.

¡Intentad abrir el puño de un recién nacido! Veréis lo fuerte que lo mantienen cerrado. ¡Es muy difícil de abrir y, luego, enseguida, lo cierran de nuevo!

¿Sabéis por qué?

¡Porque no quieren que se les escape la luz de la pequeña Luz!

Pues bien, si espero un poco más con los ojos cerrados, la luz se acerca y, si tiendo mi mano, puedo casi sentir la de la pequeña Luz.

Sé que ella está ahí. Esperando a reencontrarse conmigo algún día no demasiado lejano.

Ese día nos daremos la mano y, juntos, recorreremos de nuevo el mundo iluminados por su eterna luz.

Esa luz que nunca se apaga, y que no se apagará jamás.

2

Niñez y creatividad

Un viaje distinto

Esta historia me la contaba mi abuela paterna muchas de las noches en que me quedaba a dormir en su casa. Con nueve años la incorporé a mi colección.

Me encantaba este cuento, aunque, a decir verdad, yo era un niño y no podía comprender todo el significado que encerraba.

Aun así, me gustaba mucho.

Cuando visitaba a mi abuela paterna, no solía ser el único nieto invitado. Éramos quince nietos y yo fui el noveno en llegar a la familia, así que era habitual coincidir en su casa con otros de mis primos.

Mi abuela tenía una gran casa en el campo. Era enorme.

Allí solíamos ver películas de cine con un proyector. Mi padre y mis tíos improvisaban en cualquier habitación una pequeña sala de cine, apagaban las luces, y nos sentábamos todos los primos en el suelo a ver cortometrajes de dibujos animados.

A menudo, por no decir siempre, la cinta se atascaba y entonces mi padre o alguno de mis tíos, que se estaban ocupando del proyector, tenían que pararlo, encender las luces de la habitación y sacar la cinta para arreglarla. Eso les llevaba un buen rato porque tenían que cortar y empalmar la cinta. Como éramos niños y no podíamos estar tanto rato esperando, salíamos al jardín y jugábamos a policías y ladrones, que consistía en que unos hacían de policías y tenían que encontrar y capturar a los ladrones, que se escondían por el jardín de la gran casa de mi abuela.

Cuando mi padre o alguno de mis tíos habían arreglado el proyector, nos llamaban para que volviéramos al interior de la casa para seguir viendo películas.

Pero el problema era que los que se habían escondido porque les tocaba ser ladrones creían que se trataba de un truco para pillarlos y, aunque les jurábamos y perjurábamos que no era ninguna trampa, se quedaban en sus escondites y no había forma de seguir con la proyección del cinematógrafo casero.

Curiosamente, cuando nos divertíamos de verdad y se nos ocurrían los mejores juegos era cuando la película se atascaba o se quemaba o se partía. Durante aquella época de mi vida descubrí que lo más divertido del mundo no es que te cuenten una historia, sino vivir la tuya propia: era más divertido protagonizar una persecución de ladrones que verla en el cine.

Y también aprendí que aburrirse estimula el ingenio.

Pero volvamos a la historia que me contaba mi abuela por las noches.

Cuando ya estaba acostado, le pedía a mi abuela que me contase su historia. A veces tardaba en venir y entonces me impacientaba.

—¡Abuela, ven a contarme tu cuento!

La cuestión es que ya conocía el cuento que me iba a contar para que conciliase el sueño. Yo no quería una historia distinta. No quería un cuento nuevo. Quería el cuento de siempre, la historia de siempre.

¿Por qué no me aburría si ya lo conocía?

¿Por qué me sorprendía si ya sabía lo que iba a pasar en cada momento y cuál era el final?

Además, no solo mi abuela iba a contarme un cuento que conocía, sino que, en ese cuento, como enseguida comprobaréis, sucedía varias veces lo mismo.

No podía haber algo más repetitivo y, aun así, más anhelado.

¿Por qué?

Pues eso es lo que no comprendí hasta que me hice mayor.

Mi abuela podía haberme contado el cuento de la Caperucita Roja o el de Blancanieves y los siete enanitos. Podía haberme contado el cuento del lobo y los tres cerditos o el de Pulgarcito. Alguno de los clásicos que a todos los pequeños emocionan. Esos no fallan nunca.

Pero no. Me contaba un cuento de la Antigua Grecia sobre un poeta que había perdido la inspiración y ya no podía inventar poemas.

¿De dónde sacaría mi abuela aquella historia? ¿Por qué la escogió para su nieto? ¿Qué quería transmitirme?

Hoy lo sé a ciencia cierta.

Había algo que quería que aprendiese sobre la niñez y tuviese siempre presente: un mensaje muy muy importante para ser feliz en el futuro, algo que estaba experimentando durante la infancia sin ser consciente. Lo disfrazó de cuento, pero me transmitía un valor que debía acompañarme toda la vida.

Se llama *Un viaje distinto* y, cuando mi abuela acababa de contarlo, yo solía exclamar:

—¡Cuéntalo otra vez!

Un viaje distinto

1

Érase una vez un célebre poeta de la Antigua Grecia llamado Héctor.

Por aquel entonces, los poetas representaban en los pueblos del Mediterráneo lo mismo que Disney o Pixar representan hoy en el mundo del cine. Eran los creadores de las mejores historias. Los poetas inventaban personajes sensacionales, guerreros y bandidos, reyes y esclavos, amantes y galanes, y se imaginaban sus vidas y creaban una historia maravillosa que las gentes no podían dejar de escuchar.

Los poetas eran además personas famosas, como hoy lo son un gran futbolista o una actriz. Todo el mundo los reconocía cuando se cruzaban con ellos por la calle, y les preguntaban si estaban escribiendo una nueva historia y cuándo la narrarían en el anfiteatro de la ciudad.

He olvidado comentaros que las primeras historias se contaban en forma de poema y, por eso, los grandes inventores de historias eran poetas. Las poesías se leen muy poco hoy en día, pero en la Antigua Grecia era lo más habitual, por no decir lo único, si alguien quería disfrutar de una bella y emocionante historia.

Pues bien, Héctor, el poeta protagonista de este cuento, era el mejor de cuantos poetas hubo en Grecia, el que creaba las mejores epopeyas y tragedias. Sus narraciones atraían a cientos y cientos de ciudadanos, niños, mayores y ancianos, que no querían perderse ninguna de sus formidables invenciones.

Cuando Héctor las declamaba, el público permanecía en silencio, en vilo, pendiente de qué iba a sucederle al protagonista. Y cuando el célebre poeta finalizaba, los presentes aplaudían fervorosamente. Algunos, emocionados, lloraban si había sido una historia triste o de amor. En ocasiones, la gente gritaba de alegría si en la oda relatada el valiente protagonista vencía en batalla a los villanos.

Héctor recibía entonces unas ramas de laurel en señal de honor y las autoridades de la ciudad y de los anfiteatros le entregaban grandes sumas de dinero porque la recaudación de las declamaciones de Héctor era muy alta.

Héctor no solo era famoso. Era rico. Se sentía feliz y dichoso.

Era el mejor.

Y nada ni nadie iba a impedir que todo aquello siguiera siendo igual.

O, por lo menos, eso creía él.

2

Pasaron los años.

La fama de Héctor iba en aumento.

Lo seguían solicitando en las principales ciudades. Su inventiva parecía no tener límite. Escribía entre diez y veinte historias nuevas cada año. Sus creaciones eran esperadas con impaciencia por los griegos, quienes, cuando ya las habían escuchado, las contaban, a su vez, a sus familiares y vecinos. Y, de este modo, de boca en boca, viajaban de ciudad en ciudad y pasaban a formar parte del gran repertorio de cuentos y narraciones populares de todos los pueblos, islas, polis y puertos del Mediterráneo.

Los demás poetas se preguntaban cuál era el secreto de Héctor. ¿De dónde procedía su desbordante imaginación? ¿Por qué era capaz de inventar tantas historias y tan emocionantes? ¿Por qué todas ellas cautivaban al público? ¿De dónde surgía su enorme caudal creativo?

Héctor lo sabía perfectamente.

Sus ideas procedían de sus viajes.

El poeta había recorrido todas las ciudades de la Antigua Grecia: Atenas, Tebas, Corinto, Mileto, Esparta, Olimpia, Siracusa y, especialmente, Delfos, su ciudad natal, cuyo anfiteatro era el más bello y donde había cosechado los mayores éxitos.

Pero no solo eso, había viajado también, a caballo, hasta la vecina Macedonia e incluso más al norte, hasta donde las montañas nevadas ya no permitían ir más allá. Había recorrido todo el Peloponeso y navegado hasta Creta, Rodas y las demás islas. Se había adentrado en los desiertos de Asia y surcado los mares conocidos, llegando a las más remotas tierras, los confines de la Tierra, los lugares en que los marineros o guías le decían: aquí acaba el mundo, no se puede ir más allá.

En cada uno de esos viajes, Héctor descubría cosas nuevas. Gentes con distintas costumbres, paisajes insólitos que en Atenas nunca habría podido imaginar. Y los más ancianos de aquellos lugares le referían las hazañas de los emperadores y guerreros de sus propios y remotos imperios. Descubría árboles y plantas distintos, comía alimentos y platos sazonados con especias desconocidas, escuchaba canciones de inesperadas armonías y descubría formas de vestir y colores que nunca podía haber imaginado.

De todos aquellos viajes, Héctor regresaba lleno de ideas y de historias. Y se encerraba a escribirlas en forma de poesía y, cuando las terminaba, las recitaba en los teatros. Y de ahí provenía su inagotable fuente de inspiración. De hacer, cada año, un viaje distinto. Ver cosas nuevas producía en su imaginación nuevas historias.

Ese era su secreto.

Los demás poetas no lo sabían y, por supuesto, Héctor, que quería pasar a la posteridad como el mejor de los poetas de la historia, jamás lo reveló a nadie.

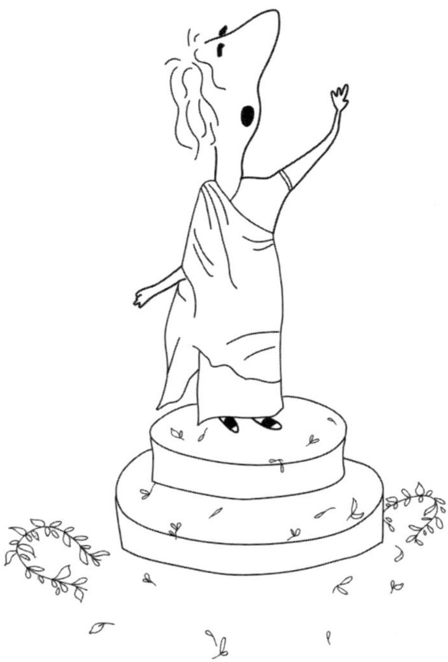

3

Sin embargo, el día en que Héctor cumplió treinta años, sucedió algo inesperado.

Tras declamar su última historia, llamó a su sirviente y ayudante principal, Dionisio, que era quien organizaba sus viajes y también el único que conocía su secreto.

—Dionisio, mi fiel siervo —dijo Héctor—, he recibido un encargo de la ciudad de Troya. Solicitan que, en el plazo de un mes, recite una nueva historia, la cual debo todavía crear. Ya sabes que en Troya poseen una de las mejores narraciones conocidas, «El caballo de Troya», así que debo escribir una oda aún mejor que esa si deseo que los troyanos me aclamen. Así pues, Dionisio, necesito que organices un nuevo viaje, uno distinto a todos los anteriores y muy muy inspirador. Debo ir a los confines del mundo y visitar personas nuevas, vivir experiencias realmente sorprendentes, descubrir ignotas civilizaciones. Necesito la mejor de las inspiraciones porque este es el mayor reto al que me enfrento desde hace tiempo como poeta.

Héctor se percató de que Dionisio desviaba la mirada. Algo sucedía.

—¿Qué pasa? ¿Acaso no tenemos dinero para tal viaje? Tu administras mi oro y mi plata. ¿Hay algún problema?

—¡Oh, no, mi señor! —respondió Dionisio—, tenemos dinero de sobra. Administro con diligencia sus bienes. Sigue siendo rico y ni manjares ni vestimentas ni cuidados ni lujos le faltarán nunca. El problema es otro.

—¿Cuál? —preguntó con inquietud el gran poeta.

—Señor, debo darle una noticia. Ha viajado ya a todos los lugares, pueblos y ciudades del mundo. Ha estado en todas las montañas, ha atravesado todos los bosques, ha recorrido todos los desiertos, navegado todos los mares y bebido en todos los ríos. Han sido muchos años visitando lugares remotos. No hay ningún sitio al que pueda viajar y no haya estado antes, mi señor. Ya hemos visitado todos los rincones de este mundo.

Héctor no podía creerlo.

—¿Qué dices, Dionisio? ¡Debes de estar equivocado!

—No lo estoy. No existen más lugares donde mi señor no haya estado. Todo lo que podía verse, lo han visto ya sus ojos. Deberá inventar una historia para los troyanos. En esta ocasión, tendrá que escribir sin viajar.

Héctor mantenía una expresión de incredulidad. Se sentía desarmado.

—Mi fiel siervo, no es posible. Tiene que haber alguna alternativa.

Dionisio reflexionó unos instantes.

—Solo se me ocurre una opción. El norte de África causó en usted increíbles sensaciones. Quizá si volvemos allí, a pesar de haberlo pisado ya, pueda suscitar en usted otra inspiración. O quizá las islas de Creta. No lo sé. Podemos repetir uno de los viajes que hayamos realizado.

—¿¡Repetir!? —gritó enfurecido el famoso escritor—. ¿Pero cómo quieres que invente una nueva historia inspirándome en un sitio en el que ya he estado? ¡Ya sabes que para escribir nuevas historias necesito visitar lugares nuevos! ¡Preciso nuevos estímulos! ¡Nuevas sensaciones! Esa es la única forma de que mi cabeza pueda crear algo que no exista.

Dionisio bajó la mirada.

Héctor entendió que su siervo no tenía respuestas. No iba a ser posible organizar un nuevo viaje. Debía inventar una nueva historia sin moverse de Atenas.

Y eso iba a ser muy muy complicado.

4

Tan complicado que resultó imposible.

Héctor se sentó ante el papel en blanco y trató de escribir, pero ninguna historia acudía esta vez a su mente. Él, que había sido capaz de crear los mejores personajes y argumentos, las más fabulosas rimas con los más inesperados giros y finales, las más emotivas historias de amor y las más emocionantes batallas, era ahora incapaz de crear nada nuevo.

Tal y como temía, acudían a su mente los poemas ya escritos, los que el público ya conocía y por los que no iba a interesarles acudir a una declamación.

La fecha en que tenía su actuación programada en Troya se acercaba y Héctor no había sido capaz de escribir un solo verso.

Muy nervioso e inquieto, llamó a Dionisio, su secretario, y le dijo:

—Debes enviar un mensajero a la ciudad de Troya. Que comunique a los troyanos que el poeta Héctor está enfermo, muy enfermo. Que ha contraído unas fiebres desconocidas y que lucha por la vida en su camastro.

—Pero... señor..., aquí en Atenas se sabe que no es cierto, y correrá la voz de que nos hemos excusado sin motivo. Y los griegos y las autoridades y los responsables de los teatros sospecharán que algo esconde, que algo sucede.

—Soy consciente, Dionisio y, por tal motivo, no saldré de casa. Simularemos que estoy realmente enfermo. Sé que los atenienses y las autoridades se inquietarán ante la posibilidad de perder al mejor de sus poetas vivos, pero no se me ocurre ninguna otra solución.

5

Así que Héctor y Dionisio inventaron una enfermedad.

Héctor pasaba los días en sus aposentos, postrado en la cama. Simulaba fiebres para que el resto de sus sirvientes así lo creyeran también, de modo que, en las calles, decían a los atenienses: «El poeta está realmente enfermo. No sabemos cuándo se curará».

En Troya se canceló el estreno de su nueva obra. Corrió la voz de que la enfermedad del poeta era grave e iba a ser larga su curación, si es que esta llegaba algún día. Y en Atenas, con el paso del tiempo, ya nadie esperaba un nuevo poema de Héctor.

6

Pasaron los meses y la inspiración no regresaba. Héctor empezó a desesperarse. No había manera. Tampoco podía permanecer el resto de su existencia encerrado en su habitación, simulando una enfermedad. Debía encontrar una solución, pero no sabía cuál.

Una noche en que no podía dormir, empezó a rememorar su vida, su juventud, su infancia. Retrocediendo en el tiempo, sin saber por qué, recordó a sus primeros amigos, sus primeros juegos y maestros en Delfos. Y, de pronto, acudió a su memoria el bueno de Arístides.

Arístides había sido uno de sus mejores maestros. Lo conoció cuando era niño, le enseñó a leer y escribir, a componer poesía, la métrica y el ritmo, el arte de combinar palabras. Fue el primero en darse cuenta de que había nacido un grande de las letras.

Arístides había sido uno de los más venerados maestros de la ciudad y, más tarde, su sabiduría alcanzó tal grado que fue designado como uno de los sacerdotes del Oráculo de Delfos. El Oráculo de Delfos era un recinto sagrado, dedicado al dios Apolo, cerca del monte Parnaso. Era un bello lugar junto a unas rocas de las que brotaban manantiales de agua pura y cristalina. En el monte Parnaso era donde se reunían las musas, las diosas del canto y la poesía, la fuente de toda inspiración. Una de las posibilidades que brindaba el templo del Oráculo de Delfos era la de realizar cualquier consulta sobre cualquier cuestión en la que un ciudadano necesitara ayuda. Lo cierto es que Héctor nunca había necesitado la ayuda de las sacerdotisas ni de los dioses.

Y, a decir verdad, nunca había dado demasiada credibilidad a los poderes del oráculo.

Pero ahora estaba desesperado. Y, después de todo, quizá su antiguo maestro, que fue quien le enseñó, podía ayudarle.

¿Qué edad tendría Arístides? ¿Estaría en plenas facultades? ¿Podría su viejo mentor ayudarle?

Al día siguiente, antes del alba, se levantó, despertó a Dionisio y le dijo:

—Prepáralo todo. Nos vamos a Delfos.

7

La llegada a Delfos tuvo algo de especial.

Respirar aire puro, reencontrarse con algunos de sus amigos de la infancia e instalarse en la casa de sus padres, que llevaba cerrada mucho tiempo, despertó en Héctor emociones que, de algún modo, habían estado dormidas. Y lo que más felicidad le produjo fue cuando uno de los viejos de la ciudad le dijo:

—¡Claro que Arístides vive! ¡Y está en plena forma! Vive en la casa de barro donde siempre vivió. Ya sabes dónde es.

Por primera vez en mucho tiempo, Héctor sonrió. Tantos días encerrado en su casa de Atenas, temeroso de que los atenienses descubrieran que no estaba enfermo, sumado a su inquietud por la inspiración perdida y el miedo al futuro habían consumido a Héctor más de lo que él creía.

Al día siguiente, visitó a Arístides en su casa, quien se alegró enormemente al verlo:

—¡Héctor! ¡El bueno de Héctor! ¡Mi alumno predilecto! ¡El más grande de los poetas! —dijo tras abrazarlo—. ¿Qué te trae por aquí, hijo?

Arístides era ya un hombre delgado, de barba blanca y cabello rizado. Tenía la piel morena y arrugada por el paso de los años. Pero sus ojos verdes eran los mismos que Héctor recordaba cuando el joven maestro despertaba la curiosidad de los estudiantes, niños y jóvenes. Unos ojos brillantes que centelleaban, deseosos por conocer y aprender.

Eso era algo que siempre impresionó a Héctor. Él creía que un maestro lo sabía ya todo y que su trabajo consistía en repetir las lecciones una y otra vez a los niños. Y que ser maestro debía de ser algo tremendamente aburrido. Sin embargo, Arístides, cuando impartía clases, lo hacía con tanta devoción que, cuando explicaba una lección, parecía que era la primera vez que lo hacía, aunque fuese la número cien.

Héctor no pudo contener la tensión acumulada y se derrumbó al instante ante su maestro. Le contó, entre sollozos, que había perdido su magia de poeta; le habló de cómo, durante años, gracias a sus viajes, había sido capaz de inventar las mejores historias. Pero que esa posibilidad se había agotado y ahora ya no era nadie. Estaba acabado y desesperado. Y, lo peor de todo, no había solución.

Cuando pronunció esta última frase, Arístides levantó la vista y le dijo a su antiguo alumno:

—Si no hay solución, ¿por qué has venido a verme?

Héctor se quedó completamente desarmado. Y mantuvo silencio. Arístides respiró hondo y prefirió dar tiempo a su antiguo alumno.

Le dijo:

—No he querido ofenderte. Te has sincerado y me has confiado tu angustia y preocupación. Por hoy es suficiente. Necesitas descansar y yo necesito meditar. Mañana por la noche te haré los honores y cenarás en mi casa. Tras la cena, hablaremos.

8

Héctor pasó el resto del día y el día siguiente paseando por los alrededores de Delfos. No recordaba lo bello que era su lugar de nacimiento. Allí se sentía protegido. Todo el miedo y la angustia experimentados en Atenas habían quedado temporalmente aparcados. Se hallaba en una pequeña burbuja. Pero era algo transitorio. Tarde o temprano, debería volver a Atenas y responder a los troyanos, y enfrentarse a los encargados de los anfiteatros, quienes le exigirían un compromiso para más adelante. Si pensaba en todo ello, el pánico volvía a apoderarse de él. Así que prefería ignorar su propia condición. Dejar de ser, por unos días, el poeta adulto que era para conectar en su interior con el niño feliz que fue.

9

La cena había sido suculenta.

Arístides le honró con una gran cena como si, en lugar de al antiguo alumno, hubiera tenido como invitado solo al gran y célebre poeta. Era una forma de decirle: aunque seas el muchacho a quien enseñé, no tengo derecho a seguir considerándome tu maestro. Tú eres quien ha logrado grandes cosas. Y yo soy solo un viejo profesor, ahora encargado de custodiar al oráculo. Un sacerdote viejo que te venera, que agradece ser visitado por el más grande de los poetas griegos con vida, aunque ahora haya perdido la inspiración. De forma indirecta, Arístides estaba reconociendo el genio que todavía residía en Héctor. Y eso sorprendía al poeta. Sin inspiración, él ya no era nadie y, a pesar de ello, su maestro lo había agasajado con todos los honores. Y por eso se sentía desconcertado. Por una parte, le devolvía la confianza y el orgullo. Pero, por otra, se sentía confuso e incómodo.

Durante el postre, saboreando unos racimos de uva fresca y dulce, Arístides leyó sus pensamientos:

—Héctor, mi admirado Héctor... He estado pensando en todo cuanto me confesaste y, tras meditar unas horas, esta mañana decidí acudir al oráculo.

—¿Al oráculo? ¿Hablaste a los dioses de mi desgracia?

—Sí. Y ellos me revelaron algo.

Héctor se removió en su litera.

—¿Te dieron la solución?

—No exactamente. Me propusieron que te plantease una prueba.

—¿Una prueba?

—Sí, mi querido alumno. Una especie de acertijo.

—No sé a qué te refieres, maestro.

Arístides acicaló su barba blanca con los dedos y sonrió:

—¿Recuerdas cuando eras pequeño y junto a tus compañeros yo os retaba con adivinanzas y enigmas que debíais resolver?

—¡Claro que recuerdo aquellos entrañables días!

—Era el modo en que mejor atraía vuestro interés y curiosidad. Las lecciones más aburridas y tediosas las envolví siempre con pasatiempos. Pues bien, los dioses hablaron y me dijeron que debías resolver un enigma. Y que, si lo resolvías, recuperarías la inspiración.

Héctor se puso en pie de un salto.

—¡No puedo creerlo! ¡Los dioses han sido benévolos conmigo! ¡Me han brindado una gran oportunidad! Dime, Arístides, rápido, ¿cuál es el acertijo que debo resolver?

—Mañana por la mañana, a las diez, emprenderás un viaje. Pero será un viaje distinto. Distinto a todos los que has realizado. Te esperaré en el lecho del río, en el primer manantial más cercano a la entrada al oráculo.

—¡Un viaje distinto! ¡Eso es justo lo que necesito! Pero... ¿A dónde? ¿Debo llevar equipaje? ¿Provisiones? ¿Cuántos porteadores necesitaremos? ¡He visitado todos los rincones del mundo! ¿A dónde me llevas, Arístides? ¿Acaso conoces un lugar recóndito y secreto? —preguntó un Héctor inquieto y emocionado.

Arístides negó con la cabeza.

—Nada de equipaje. Solo la ropa que lleves puesta. Y dos o tres piezas de fruta. No precisaremos de ningún porteador. No nos iremos muy lejos, pero será un viaje distinto. Eso te lo aseguro.

—¡Qué emoción, Arístides! ¿No podemos partir ahora mismo?

—Paciencia, Héctor. Mañana. Ahora, saborea tu copa de vino.

10

A las diez de la mañana, puntual según la inclinación del sol, Héctor se hallaba ya esperando junto al lecho del río, a escasa distancia del manantial que su maestro le había indicado.

Al llegar, recordó aquel lugar que ya había olvidado. Aquel era el punto en que daban inicio todos los paseos a los que su maestro Arístides le llevaba junto a sus compañeros de escuela. Desde allí solían realizar caminatas por el bosque y se bañaban en los manantiales, subían al monte Parnaso a descubrir la naturaleza, los animales, el cielo y tantas otras cosas. Héctor sintió nostalgia, recordó la emoción que le embargaba en aquellos días de correrías y pequeñas aventuras cotidianas. Sintió esa emoción por unos instantes y, como un lejano eco, resonaron en su memoria las voces de Diodoro, de Calixto, de Mirtha y Berenice, sus mejores y más entrañables amigos. Le parecía oír sus risas, su griterío de ilusiones y alegría. Los sonidos le resultaron tan reales que, de pronto, se volvió y encontró efectivamente tres niños de entre cinco y ocho años, la edad que tenía él cuando su maestro Arístides los llevaba al bosque a descubrirles los misterios de la naturaleza y las leyes del mundo.

Unos metros detrás de aquellos tres niños, que acudían corriendo y brincando hacia él, seguía a duras penas sus pasos el bueno de Arístides, ayudándose de un gran bastón.

11

Mientras los niños se refrescaban en el río, Arístides le dijo a Héctor:

—Bien, voy a ser muy breve porque así lo quisieron los dioses. Esto es lo que debes adivinar. A estos infantes les sucede algo. Algo que capturará tu atención por ser muy extraño.

Héctor levantó la mirada hacia los chicos.

—Se llaman Cira, Antenor y Apolonio. Son tres niños nacidos aquí, en Delfos. Pronto les enseñaré música y poesía. Como hice contigo.

Héctor los observó. Le pareció que hablaban, se movían y reían de una forma completamente normal. Pero siguió escuchando a su maestro.

—Deberás observarlos y, primero, descubrir qué es lo que hay de extraño en ellos. No te resultará demasiado difícil. Lo descubrirás relativamente rápido porque —Arístides bajó la voz— lo que les sucede es realmente extraño. Salta a la vista. Y te parecerá preocupante.

Arístides volvió a hablar con un tono normal.

—Una vez que hayas detectado el problema, el acertijo que tienes que resolver es descubrir el porqué. Y eso, querido amigo, ya no te resultará tan sencillo.

—A ver si lo he entendido bien. A estos niños les pasa algo. ¿Un hechizo? ¿Una dolencia? ¿Un embrujo? ¿Una enfermedad?

—Ese debe ser tu primer hallazgo.

—Bien. Está claro. Y después debo descubrir el motivo del mal que los acecha. ¿Es eso?

—Es eso, exactamente. Debes encontrar el problema y la causa del problema. Ambas cosas.

—De acuerdo. Pero... ¿no dijiste que me iría de viaje?

—¡Oh, sí! Lo había olvidado. Un viaje distinto. Toma la senda, el camino que bordea el río, da la vuelta al monte Parnaso y llega hasta el otro lado del oráculo. Hasta ahí.

Y Arístides señaló la puerta del oráculo, que se hallaba a poca distancia, a la vista.

—¿Bromeas? ¿Un viaje de apenas unas horas? ¿A esto llamas un viaje? ¿A un paseo? ¿Y distinto? ¡Lo hice mil veces de niño! —exclamó un Héctor molesto, que esperaba un periplo inspirador a algún sitio ignoto.

—No voy a discutir. Si no quieres, renuncia. Esto es lo que los dioses, a través de mí, te ofrecen. Tómalo o déjalo.

El poeta resopló, se encogió de hombros y claudicó:

—Está bien.

Arístides añadió:

—Te esperaré aquí mismo, a la puesta de sol. No pierdas a los niños. Les dije a sus padres que me ocuparía de ellos como si fueran mis propios hijos.

Y Arístides guiñó un ojo a su antiguo alumno.

Héctor vio a su maestro alejarse con su caminar lento y apacible. Como si dispusiera de todo el tiempo del mundo. Suspiró profundamente. No tenía sentido lo que se disponía a hacer, pero tampoco tenía demasiadas alternativas. Además, si realmente los dioses habían hablado a su maestro, no podía ofenderlos con una renuncia. Y tampoco le exigían demasiado. Un paseo de apenas unas horas para detectar un problema en unos muchachos y su causa. Eso era todo lo que podía perder. Nada comparado con lo que había perdido ya.

Silbó con los dedos y gritó:

—¡Niños! ¡Dejad de jugar con el agua! ¡Nos vamos!

12

A medida que caminaban, Héctor fue recordando el itinerario de ida y vuelta que iban a realizar. Primero serpentearían el camino que transcurría junto al río. Era un trayecto fácil, agradable y refrescante. El sonido del correr del agua, la frondosidad de los helechos, de los árboles y de las demás plantas que florecían junto al lecho y la brisa hacían de esa parte del recorrido un momento verdaderamente agradable.

Cira, que era la más alta, se detuvo de improviso.

—No puedo creerlo. ¡Mirad! —exclamó con los ojos muy abiertos.

La chiquilla se había adelantado unos metros y se había detenido ante unas grandes flores de un color morado intenso, cuyos estambres asomaban repletos de néctar. Unos diminutos pájaros de vivos colores se sostenían en el aire, suspendidos como si estuviesen flotando y acercaban el pico a las flores para sorber el jugoso y dulce líquido floral. Eran colibríes.

Cira estaba fascinada. Los otros dos niños corrieron junto a ella y se quedaron a su lado, quietos como los colibríes, totalmente sorprendidos y desbordados por lo que acababan de descubrir. Miraban atentamente a un colibrí y después a otro. Señalaban al de más allá y luego seguían con la mirada al que se alejaba para luego volver. No podían creer la velocidad con la que batían sus alas, que apenas se veían. Los niños lanzaban gritos de júbilo cuando un colibrí realizaba una pirueta. Y, de pronto, se quedaban inmóviles y absortos, observando y grabando en su memoria todo lo que sus retinas captaban.

Al cabo de un buen rato, Héctor les dijo:

—¡Niños, dejad a los colibríes! Todavía queda mucha distancia por recorrer. ¡Debemos continuar o nos alcanzará la noche!

El siguiente tramo era el más duro, sin llegar a ser difícil en ningún momento. Había que alejarse del río, adentrarse en un pequeño bosque y tomar una pedregosa y empinada cuesta que conduciría a lo alto del Parnaso, la colina desde la que se divisaría la magnífica vista de Delfos y su oráculo.

Antenor, un niño moreno y de ojos vivos, se quedó rezagado. Al percatarse, Héctor detuvo a sus dos amigos. No podía dejarlo atrás bajo riesgo de perderlo. Lo llamaron, pero no respondía. Así que decidieron volver sobre sus pasos. Al cabo de un par de minutos, encontraron a Antenor sentado junto a un árbol.

Observaba algo, totalmente fascinado.

—No puedo creerlo. ¡Mirad! —exclamó con los ojos muy abiertos.

Antenor había descubierto un hormiguero que, al haberse derrumbado parcialmente, dejaba al descubierto su estructura interior. Era posible ver los corredores que las hormigas habían construido, incluso los pequeños recovecos donde, a modo de pequeñas despensas, almacenaban semillas o diminutos alimentos. Las hormigas serpenteaban por los corredores, una tras otra, trabajando afanosamente, porteadoras de lo que fuera que acarreasen, avanzando y regresando sobre sus propios pasos y extrayendo arena como si fueran mineras para prolongar los innumerables túneles excavados en la tierra. Incluso Héctor se quedó maravillado. Había visto muchos hormigueros en su vida, pero este, al haberse derrumbado la arena, ofrecía una insólita perspectiva interior. Los chicos permanecieron un buen rato disfrutando del espectáculo de los insectos, siguiendo a las incansables hormigas en sus

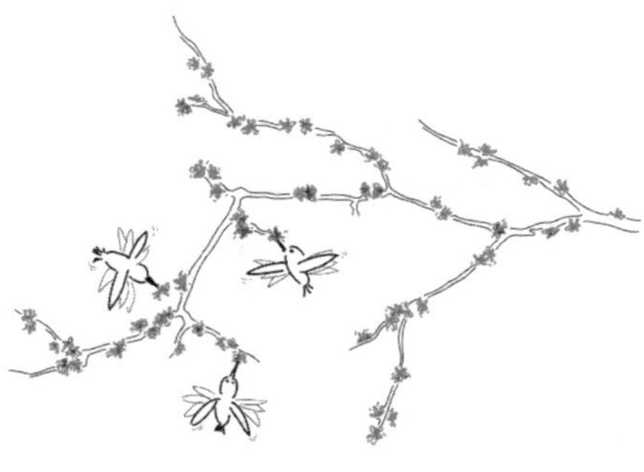

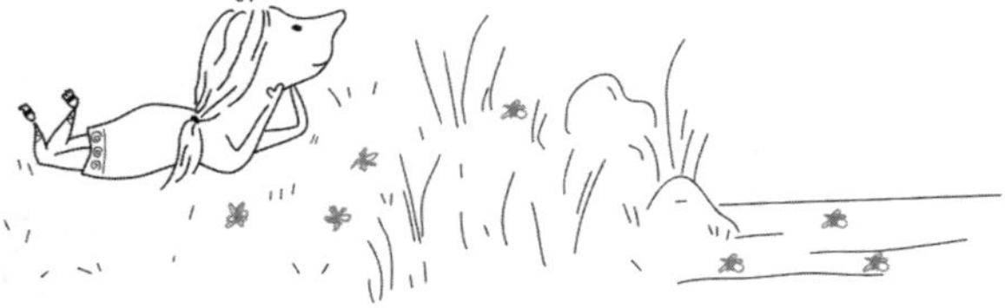

recorridos. Cada una de ellas formaba parte de un gran todo, como si aquella fuera una ciudad-estado griega, pero bajo tierra y con hormigas por ciudadanos.

—¡Venga! ¡Dejad a las hormigas y venid! ¡Nos vamos! —exclamó Héctor por fin.

Prosiguieron hasta alcanzar la cumbre de la colina. Había transcurrido ya medio día. El sol reinaba en lo alto del cielo. Era hora de reponer fuerzas.

Héctor comió las frutas que había traído y los niños hicieron lo propio. Llevaban pan, fruta y nueces. Comieron mientras charlaban animosamente. Héctor los observaba. Su maestro le había dicho que debía adivinar en primer lugar algo extraño que les sucedía a las criaturas y que era algo que capturaría enseguida su atención, pues era muy peculiar.

Pero lo cierto era que hasta el momento todo le había parecido completamente normal. Unos niños como otros cualesquiera, disfrutando de su excursión y descubriendo el mundo.

Al acabar de comer, decidieron descansar un poco y se tumbaron bajo la sombra de un pinar. Héctor cerró los ojos e incluso dormitó unos minutos. La sensación de paz, descanso y frescor era la misma que cuando, de niño, dormía bajo los pinares junto a su maestro y sus compañeros. Por unos instantes, le pareció que tenía cinco años, y que sus días de poeta estaban todavía por llegar. Abrió los ojos y vio el cielo azul entre el verde de los pinos. Se sintió rejuvenecer.

Poco a poco, volvió al presente. Tenía treinta años y estaba al cargo de tres niños. Los tres dormían profundamente a su lado. Los despertó con dulzura.

Vivificados por el sueño reparador, iniciaron el descenso del monte, de regreso al oráculo.

El camino los llevó por un paraje sorprendentemente seco, en contraste con la vegetación junto al río y los bosques de la cima. Era un trecho que atravesaba un arenal sin apenas vida y que, por su orientación, recibía un exceso de sol. Poca agua, tierra seca, piedras y escasa vegetación. Desde ahí, recordó Héctor, enseguida el camino viraba a la derecha y conducía al río donde el entorno volvería a ser frondoso. El caso es que, a mitad de ese trecho tan seco, Apolonio, el tercer niño, se quedó petrificado mirando al horizonte. Héctor se acercó y pensó que por fin iba a adivinar lo inusual en aquellos niños de Delfos.

—¿Qué te pasa?

—No puedo creerlo. ¡Mirad! —exclamó con los ojos muy abiertos, como hicieran antes sus amigos.

Héctor no veía nada. Sin embargo, los otros dos niños, Antenor y Cira, situados junto a Apolonio, se quedaron también boquiabiertos.

—¡Hay agua donde no hay agua! —observó la niña.

Era un espejismo. Un efecto del calor del sol y la humedad, como sucede en los desiertos; uno cree estar viendo un lago donde solo hay arena. Héctor no acertaba a verlo porque era mucho más alto que los niños. Tuvo que agacharse y situar sus ojos a la altura de sus acompañantes. Percibió el mágico efecto del sol en el horizonte. Como en un juego continuo, los niños se movían unos metros para, desde otra perspectiva, dejar de ver agua y luego se resituaban para volver a ver la inexistente laguna que el espejismo fabricaba. Y así estuvieron un buen rato, deslumbrados por la magia de la naturaleza y el engaño de los sentidos.

—¡Muchachos! ¡Dejad el espejismo! ¡Nos vamos! —Héctor les dijo por fin.

Y, así, de nuevo junto al río, dos horas de suave descenso y dejando atrás el páramo desértico, llegaron al mismo punto del cual habían partido. Allí estaba el Oráculo de Delfos y, esperándolos, el bueno de Arístides.

Aquel viaje, el más breve de su vida, había terminado.

¿Eso era todo? ¿Qué era lo que había que descubrir?, pensó un desengañado Héctor.

13

—¿Y bien? ¿Detectaste alguna conducta extraña o que llamase tu atención en ellos? —preguntó Arístides.

—Nada, mi buen maestro. Son tres niños muy obedientes, alegres, curiosos y juguetones. Son niños normales. No sé qué espera el oráculo de mí, pero, si algo había que adivinar, he fracasado porque nada he descubierto.

Arístides suspiró.

—Bueno, Héctor, eso es porque no fuiste con ellos hace siete días para hacer esta misma excursión, como yo. De haber venido entonces, ahora ya sabrías qué es lo llamativo de estos tres niños.

—Entonces, ¿habéis hecho trampa? Si no estaba aquí, porque me hallaba en Atenas, ¿qué oportunidad tenía de descubrir nada?

—¡Oh, no te preocupes por eso! Dentro de siete días, a la misma hora, los tres niños estarán aquí de nuevo. ¿Sabes? Sus padres me piden que los lleve a la montaña todas las semanas, y yo estoy ya algo mayor y cansado, por lo que me vendrá muy bien que te ocupes tú de nuevo. Será tu segundo viaje con ellos, y en esta ocasión ya no habrá trampa alguna.

Héctor suspiró. En Troya lo esperaban. En los anfiteatros de toda Grecia lo esperaban. Su anterior vida lo esperaba. Había sido muy refrescante y estimulante repetir un paseo de su infancia, pero había tenido suficiente. Debía recuperar la inspiración y no era cuestión de andar de paseo cada semana con tres niños por el bosque, el páramo y el río que, por otra parte, ya había recorrido cien veces cuando era pequeño.

—No sé, Arístides... Tengo mucho trabajo. Me hallo ante una enorme presión. No puedo estar perdiendo el tiempo con niños mientras las autoridades y los teatros esperan una obra maestra.

—Lo entiendo. Como quieras. Los dioses también lo entenderán.

Son dioses, pero comprenden los problemas de los hombres. En cualquier caso, me he alegrado mucho de verte. Y agradezco que, por lo menos, me hayas escuchado e intentado el reto que te planteé.

Héctor miró con aprecio a su maestro.

Arístides añadió:

—En cualquier caso, si cambias de opinión, estaré aquí dentro de siete días con Cira, Antenor y Apolonio. Y emprenderemos el mismo viaje. Si decides estar aquí al alba, podrás realizarlo con ellos.

—Gracias, mi buen maestro. Lo pensaré.

—Regresemos. Es tarde para los niños. Sus padres los esperan. Deben cenar y acostarse.

El maestro llamó a los tres niños. Junto a ellos y Héctor, emprendió el camino de vuelta a la ciudad. Pocos metros más allá se volvió hacia el poeta y dijo:

—Dime por lo menos: ¿recordaste durante el paseo cuando os llevaba yo a estas expediciones a descubrir el mundo?

Héctor sonrió levemente.

—Sí. Claro que lo he recordado. Recuerdo que yo también me emocioné con los colibríes, que inspeccioné grandes hormigueros y que aprendí que el sol y la lluvia crean desde un arco de colores que no existe hasta lagunas que engañan los sentidos. Ha sido bello recordarlo, maestro. Pero todo eso... ya lo conocía.

—Sí, eso ya lo sé —respondió Arístides con cierta pesadumbre.

Y, tras despedirse con la mirada, echó a andar con los tres niños, quienes, animosamente, le narraban al viejo maestro todo lo que habían descubierto en aquel breve e inolvidable viaje de un día.

14

Héctor caminó hasta el que había sido su hogar de niñez. Allí lo esperaba ansioso su siervo Dionisio, a quien contó que de nada había servido aquella jornada.

Por la noche, Héctor pensó en sus opciones. Los dioses habían hablado y le habían ofrecido la posibilidad de recuperar la inspiración si resolvía un enigma. Pero más que un enigma, aquello parecía una tomadura de pelo. Por otro lado, había despreciado a Arístides. Era un hombre sabio. Estaba en plenas facultades. Y si le estaba planteando un segundo paseo con los niños, era por algún motivo. El problema era que estaba nervioso y ansioso. Necesitaba una solución urgente. Y todo aquel juego infantil, por caritativo y útil que pudiera ser, le estaba consumiendo demasiados días. ¡Esperar una semana!

Aun así, desvelado, Héctor decidió retrasar el regreso a Atenas. Debía pensar.

Transcurrieron tres días que se le hicieron muy largos a Héctor, metido en la que fue la hacienda de sus padres. Los rincones y las calles le conducían a grandes recuerdos. Pero los recuerdos no le servían de nada. Era lo mismo que había sucedido durante el paseo con Cira, Apolonio y Antenor. Claro que él había vivido esas mismas sensaciones y novedades. Y claro que recordarlas había sido bello y emocionante. Pero no era nada nuevo. Eso era lo que Arístides no entendía. Para poder inspirarse, Héctor necesitaba nuevos estímulos, nuevas gentes, nuevas costumbres, nuevas comidas, nuevos lugares y nuevos paisajes. Recordar era bello.

Pero recordar no sirve para inventar.

Y, así, sumido en tales pensamientos, el tiempo transcurriendo más lento de lo que jamás había sentido durante su trepidante vida de éxitos, pasaron tres días más.

Héctor se percató de que al día siguiente se cumplía la semana que inicialmente no había estado dispuesto a esperar. Si bien su primera intención fue regresar a Atenas, ahora no tenía sentido no dedicar un día a la oportunidad que supuestamente le brindaba Arístides.

Por la mañana, muy temprano, acudió al mismo lugar del río donde ya esperaban impacientemente los tres niños, escoltados por el bueno de Arístides.

Arístides sonrió ampliamente al ver a Héctor. Sus ojos se iluminaron.

—¡Te suponía ya en Atenas!

—Mi querido maestro... En efecto, aquí sigo. Así que me llevaré a tus alumnos de nuevo de excursión. Espero esta vez descubrir qué cosa extraña les sucede. ¿Cuál es el itinerario hoy? ¿Iremos a los grandes prados del sur? ¿O a la segunda colina? Había pensado que podríamos caminar hasta la ciudad más próxima, es un poco más de distancia, pero...

—¡Ah! ¿Pero no te lo dije? Vais a realizar exactamente el mismo viaje que hace siete días. El mismo camino. A lo largo del río, el bosque, la cuesta hasta el monte Parnaso, la bajada hacia el páramo y, luego, de nuevo el río hasta aquí, donde os estaré esperando.

—¿¡El mismo recorrido!? —gritó Héctor—. Ni habl...

—El mismo, mi alumno predilecto. Ah, y te está prohibido preguntar a los niños. Puedes darles instrucciones para que permanezcan a tu lado, pero nada de preguntas. Eres tú quien debe resolver el enigma.

La paciencia de Héctor empezaba a agotarse.

—¡Enigma, dice! ¿Pero qué enigma? ¡Si no hay nada que resolver!

—Se hace tarde. Debéis partir. Y no te preocupes, que esta vez sí será un viaje distinto —dijo el bueno de Arístides mientras acariciaba su barba blanca y reía de forma irónica.

15

Héctor caminaba malhumorado y contrariado.

¡El mismo itinerario! ¡Ahora sí que tenía claro que estaba perdiendo el tiempo! Ocuparse de tres niños pequeños de Delfos una tarde a la semana correspondía a un instructor o institutriz. O a un cuidador de menores. ¡Pero no a un poeta y escritor! ¡Y menos todavía al que había sido el más alabado de Grecia! Se sentía indignado e insultado por su maestro. Completaría el recorrido, devolvería a los niños, prepararía su equipaje y regresaría a Atenas esa misma noche. ¡Ni prueba ni enigma ni acertijo ni dioses!

Apolonio, Antenor y Cira iban delante de él, correteando por el sendero. Además, pensó Héctor, no sé ni para qué me necesitan si ya conocen el camino.

Fue entonces cuando sucedió algo.

Algo extraño.

Cira se acercó al río, a unas flores grandes y violetas. Unas flores de enormes pistilos a los que se aproximaban, alegres y llenos de color...

—No puedo creerlo. ¡Mirad! —exclamó Cira con los ojos bien abiertos.

Héctor se dio cuenta de que aquella era precisa y exactamente la frase que la niña había pronunciado siete días antes. Y la niña estaba absorta mirando... ¡los mismos colibríes!

Sus dos amigos hicieron lo propio. Se acercaron a ella y, como si fuera la primera vez en sus vidas que veían tal espectáculo, empezaron a lanzar exclamaciones de júbilo y a señalar a los formidables y diminutos pájaros que iban y venían, y que se sostenían en el aire quietos, como si pudieran dominar su propio peso y no caer a plomo. Inmóviles en el aire, igual que la vez anterior, los niños hablaban entre sí e invitaban a Héctor a ver el espectáculo, como si lo que había ocurrido siete días antes... ¡no hubiese sucedido!

Aquello sí que era extraño. Eran los mismos niños. Ya habían presenciado la actividad de los colibríes. Y, en cambio, se comportaban como si fuera la primera vez que los veían. ¡Era como si el pasado no existiese para ellos!

Siguieron su camino. Héctor, tal y como había ordenado Arístides, no preguntó nada a los niños. Probablemente, eso era lo primero que debía adivinar. Algo extraño les sucede a estos niños, había dicho Arístides. Y desde luego ese comportamiento había sido un tanto raro.

Cuando se hallaban a mitad de la subida al monte Parnaso, cruzando el pequeño bosque, volvió a suceder algo parecido.

Antenor se metió dentro del bosque y llegó junto al formidable hormiguero, seccionado en su perfil.

—No puedo creerlo. ¡Mirad! —exclamó Antenor con los ojos muy abiertos.

Sus dos amigos acudieron a la carrera y empezaron a escudriñar el hormiguero con la misma sorpresa y alegría del día anterior.

Parecía, de nuevo, la primera ocasión en que se topaban con él, a tenor de cómo reaccionaban y de sus comentarios. Incluso repetían frases que habían mencionado una semana antes, como cuando Apolonio dijo: «Esa hormiga está creando una nueva despensa para su gran semilla». Héctor lo recordaba a la perfección. Apolonio había dicho eso mismo siete días antes, señalando en el mismo sitio a una hormiga.

Estaba clarísimo. Eso no era normal. Era como si los niños careciesen de memoria.

La excursión prosiguió, comieron en el mismo lugar que la vez anterior, durmieron fugazmente y, por supuesto, cuando recorrían el páramo, de bajada hacia el Oráculo de Delfos, los tres niños «descubrieron» por vez primera el fenómeno solar del espejismo.

—No puedo creerlo. ¡Mirad! —fue lo que exclamó Apolonio cuando llegaron a ese punto.

Héctor se sentía emocionado. Había descubierto la primera de las cuestiones que los dioses plantearon: la memoria de los niños había sido borrada.

16

—En efecto —le dijo Arístides a Héctor—. Has adivinado el primero de los acertijos. Ya te dije que no sería difícil. Pero necesitabas dos viajes para advertirlo. No recuerdan nada del anterior viaje. Ahora viene lo más difícil: ¿por qué? ¿Qué les sucede?

Héctor se quedó pensativo. Observó a los niños corretear a las puertas del Oráculo. Parecían completamente normales. Y, sin embargo, algo les pasaba. Estaban aquejados de algún mal, de algún embrujo. ¿Cuál? Acertarlo era muy difícil. Pero Héctor entendió que solo había una posibilidad, la más obvia y evidente. Así que apostó por ella:

—Están enfermos.

—¿Es esa tu respuesta?

—Sí. Supongo que se trata de una rara enfermedad. Sé que les sucede a algunas personas mayores durante la vejez, pero me contaron en cierta ocasión en uno de mis viajes a Alejandría que había personas que nacían sin la capacidad de recordar. Pobres diablillos. Estamos ante tres niños con una enfermedad terrible: no tienen memoria. Esa es la solución.

Héctor se quedó en silencio. De haber acertado, tal y como habían prometido los dioses, recuperaría su inspiración. Podría volver a inventar sus historias y escribirlas en forma de rima. Podría viajar a Troya, donde le esperaban para estrenar el que debería ser uno de sus mejores poemas, si no el mejor.

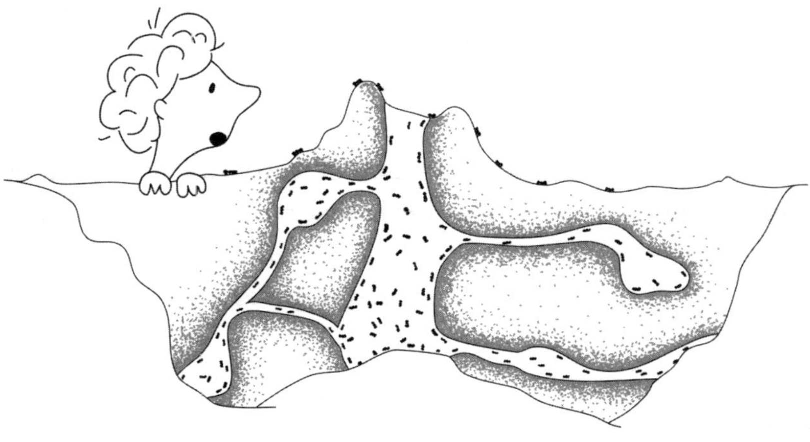

Arístides respondió:

—Lo siento. Esa no es la solución.

Héctor cerró los puños con fuerza y enrojeció de ira.

—¿Y bien? ¿Qué pasa ahora? He fallado. ¿Eso es todo? —dijo frustrado el escritor.

—Mi querido alumno, eso ya es decisión tuya. Puedes abandonar el enigma o puedes volver a probar suerte.

—¿Probar suerte de nuevo? De acuerdo. ¿Cuándo?

—Pues... dentro de siete días.

—¡Arístides! ¡No me digas que...!

—Sí, el mismo viaje. Un viaje distinto, ya te lo advertí. En siete días, aquí, a la misma hora. Repetiréis el viaje. Con Cira, Apolonio y Antenor. Aquí estaremos. Claro que... si te das por vencido y no quieres esperar, siempre puedes regresar a Atenas.

Arístides se volvió, dio una voz a los tres niños y desaparecieron ante un Héctor pasmado, que no supo ni qué decir ni qué hacer.

17

Héctor pensó mucho durante los siguientes días.

No tenía demasiado sentido quedarse para repetir un periplo idéntico y ver a los tres niños experimentar una vida sin memoria. Podía imaginar lo que iba a suceder. A buen seguro que repetirían el camino y los niños volverían a presenciar por vez primera los colibríes, el hormiguero y el espejismo. ¿Para qué repetir la experiencia? Ese viaje distinto no iba a tener nada de distinto. Iba a ser de lo más aburrido, pero Héctor sentía también algo misterioso, similar a la dolencia de los niños. Algo le decía que debía intentarlo una vez más y que, si hallaba el motivo de la ausencia de memoria de Cira, Apolonio y Antenor, su hallazgo podría tal vez sanarlos y convertirlos en niños normales. Y eso era también algo importante.

En efecto, al cabo de siete días, se presentó en el mismo sitio y a la misma hora. El viejo Arístides trató de disimular su sonrisa de satisfacción al comprobar que Héctor no había regresado a Atenas.

Le confió a los niños y emprendieron, por tercera vez, el ya conocido viaje.

Tal y como era de esperar, Cira, Apolonio y Antenor pasearon por aquellos sitios como si fuera la primera ocasión. Se detuvieron emocionados y lanzando gritos de júbilo frente a las flores y los colibríes como sucediera siete y catorce días antes; exclamaron y dieron saltos de sorpresa ante el formidable hormiguero que quedaba a la vista y, por supuesto, quedaron maravillados ante el espejismo en el páramo seco.

Héctor no podía indagar ni preguntarles nada a los pequeños. Era una de las condiciones del enigma. Nada de preguntas.

De pronto, Héctor se dio cuenta de algo. Cira parecía algo distinta a la Cira del primer viaje. Tenía el cabello algo más largo y, por su parte, Apolonio daba la sensación de tener la tez algo más oscura.

Aquello sugirió a Héctor una nueva posibilidad. Por un momento, recuperó la esperanza y el propósito de resolver el enigma.

—Lo tengo —le dijo a Arístides cuando llegó junto al templo, finalizada su tercera excursión.

—Dime —dijo Arístides.

—Has sido muy astuto. Mucho. Pero lo he adivinado. —Héctor se sentía pletórico—. Esta vez sí que estoy totalmente seguro de la respuesta.

—Si lo adivinas, realmente me alegraré mucho, mi querido alumno. Nada deseo más que los dioses te devuelvan la inspiración.

—Se trata de tres niños de tres familias, me dijiste. Pues bien, en cada una de esas familias, la madre tuvo trillizos. Cira tiene dos hermanas gemelas. Apolonio tiene dos hermanos gemelos. Y Antenor, también. Por eso para ellos se trata de un viaje nuevo cada vez. Yo no podía comprender el motivo de esa falta de memoria cada vez que visitaban lugares conocidos. Para mí ellos eran la misma persona, pero son personas distintas. La piel, el cabello... son ligeramente diferentes. Son hermanos trillizos. Habéis sido muy hábiles.

Arístides se echó a reír.

—Mi querido Héctor. ¡Es mucho más sencillo! Si fuera como dices, ¿crees que la semana que viene acudiremos con el cuarto de unos cuatrillizos? ¿Y dentro de una semana más con el quinto? ¿Acaso sus madres parieron una camada de seis o siete niños iguales, como si fueran lobas?

Y se echó a reír a carcajadas mientras se alejaba con Cira, a la que simplemente le estaba creciendo el cabello, y con Apolonio, a quien el sol del incipiente verano había oscurecido ligeramente la piel.

18

Héctor no hubiese podido imaginar jamás que iba a realizar aquel maldito viaje durante quince semanas más. Porque ese era el tiempo que llevaba, semana tras semana, tratando de adivinar qué les sucedía a los tres niños de Delfos. El enigma de los dioses del Oráculo se había convertido en una pesadilla. Nunca se había aburrido tanto en un viaje. Él, que estaba acostumbrado a descubrir cosas distintas en cada uno de sus periplos por medio mundo... Al terminar cada jornada, lanzaba una suposición a Arístides, y este siempre negaba con la cabeza y le decía: «Es más simple, Héctor, es más simple».

Héctor se habría marchado de Delfos, pero se hallaba atrapado en una especie de espiral. Si en un principio le indignó aquel juego, ahora estaba como absorbido, dependiente de aquella repetición sin sentido. Del mismo modo que los consumidores de opiáceos dependen de sus hojas, él se había convertido en esclavo de aquel repetitivo viaje que, para los niños, era un viaje nuevo cada vez.

Por otro lado, tenía miedo de regresar a Atenas. En su ciudad natal se sentía protegido. En Delfos, para todo el mundo, él era el pequeño Héctor, ese chico imaginativo y alegre, ese estudiante predilecto y amigo de sus amigos. Así que nadie le preguntaba si había escrito un nuevo poema o había inventado una nueva historia. En Delfos era simplemente Héctor. Y eso no era gran cosa. Pero es mucho cuando la alternativa es el fracaso y la decepción.

19

La noche anterior al que iba a ser su decimoquinto paseo, sucedió algo.

En plena madrugada, alguien golpeó con los nudillos el postigo de su ventana. Héctor abrió los ojos. Pensó por unos instantes que algún ladrón pretendía entrar en la casa y estaba comprobando si estaba vacía. Se levantó, abrió la ventana y halló al otro lado a un misterioso hombre envuelto en una capa negra. Apenas podía ver su rostro.

—¿Quién anda ahí? —preguntó el poeta.

—No temas. Soy un enviado de los dioses.

—¿Cómo dices?

—Sí, los dioses quieren que sepas la verdad. Arístides te ha engañado.

Héctor se restregó los ojos. Se había despertado de golpe.

—Aclara eso.

—Verás, sé cuál es el enigma que te ha planteado tu viejo maestro. Pero jamás podrás descubrirlo porque se trata de magia oculta. De magia y hechizos prohibidos por los dioses.

—¿De qué magia hablas?

—Verás, existe un embrujo. Unas palabras mágicas que consiguen el olvido de quienes las escuchan. Arístides se las pronuncia a los niños cada vez que los lleva ante ti a repetir el paseo por el monte Parnaso. Por eso, los niños no recuerdan nada.

—¿Por qué haría Arístides algo así?

—Porque los demás poetas de Grecia quieren que te retenga aquí.

Desean que el público te olvide. Anhelan tu gloria, necesitan que mueras como artista. Han ofrecido a Arístides mucho oro. Cada semana que permaneces aquí, tu antiguo maestro recibe diez monedas. Y, de este modo, caerás finalmente en el olvido.

Héctor estaba confundido.

—¿Y qué es lo que quieres tú? ¿Quién te envía?

—Lo que te ofrezco es muy simple. Pero poderoso. Salvará tu vida y te devolverá la gloria.

—¿Qué es?

—Tengo en mi posesión una vieja historia. Un poema que maravillará a cuantos lo escuchen. Es la historia de un príncipe que rescata a su amada de un dragón —dijo mientras mostraba unos pergaminos—. Este poema produce tanto fervor como la mejor de las historias. Pero contiene un poder más.

—¿Cuál?

—A lo largo de las rimas, intercaladas y disimuladas, se hallan las palabras mágicas que producen el olvido. Así que, tras declamarlo en cualquier teatro y recibir laurel, flores y oro, una vez en sus casas, la gente olvidará el poema. Y, por tanto, en la siguiente representación podrás estrenarlo como si fuera nuevo. Y la gente lo escuchará por vez primera igual que Cira, Apolonio y Antenor se maravillan cada vez que descubren la naturaleza, creyendo que aquella es su primera vez. El público te adorará gracias a una sola historia. No tendrás que escribir más para conservar tu gloria. Se acabó la esclavitud de verte obligado a crear una obra maestra todos los años. Se acabó tener que demostrar una y otra vez que eres el mejor. Se terminó esta pesadilla, Héctor. Un solo poema para tu gloria eterna y te convertirás en el hombre más rico de Grecia.

Héctor se quedó estupefacto. No lograba ver el rostro de aquel misterioso visitante. Su voz era profunda y grave. Le transmitía miedo.

—¿Qué deseas a cambio?

El tenebroso mago tardó unos segundos en responder:

—Te entregaré el poema si matas a Arístides. Mañana. Al amanecer, cuando te entregue a los niños para subir al monte Parnaso, debes decirle que esta vez debe ir con vosotros. Y en la cima del monte, bajo los pinares, debes clavarle esta daga en el pecho. —El mago le mostró un rutilante y afilado puñal.

—Pero ¿por qué? ¿Por qué matar a un hombre sabio y bueno?

—¿Aún confías en él? ¿No acabo de explicarte como está lucrándose a costa de ti y de un embrujo a unas pobres criaturas?

Héctor dudó, pero solo unos instantes. Aquello no podía ser cierto. Sabía que entre sacerdotes y hechiceros existía una gran rivalidad. Arístides tenía enemigos, al igual que los tenía él, y los tiene cualquier general o gobernante. Quien adquiere poder, fama, gloria o prestigio es envidiado. Tener enemigos es inherente al logro. Así que, con toda probabilidad, aquella era una trampa. Con gran perspicacia, le dijo:

—Si estás en lo cierto, si realmente dispones del hechizo que lleva al olvido de quien escucha, quiero que lo lances sobre mí. Haz que olvide tu visita. Me meteré en la cama y volverás a llamar a mi ventana. Si realmente no recuerdo nada, mataré a Arístides y me darás el poema mágico.

El misterioso visitante se quedó callado. Pero con absoluta maldad le respondió:

—¿Qué crees que estoy haciendo? Justo me pediste esto mismo hace apenas una hora. Que lanzase el hechizo sobre ti. Y has olvidado. Esta es mi segunda visita esta noche. Cuanto te he dicho es una repetición. Solo que la habías olvidado. ¿Cuántas veces vas a pedirme que llame a tu ventana?

Héctor se dio cuenta de que el tenebroso mago le estaba planteando una paradoja. Una repetición, si una persona está hechizada con el olvido, es siempre una primera vez. Porque no puede saber si lo vivido fue vivido ya antes. Sin embargo, si aquello era una estratagema, si el mago mentía, no podría hacerle olvidar lo que estaba viviendo.

—Bien, te creo. Pero hazlo una vez más. Hazme olvidar y regresa en una hora. Y veremos si realmente lo he olvidado.

El hechicero de la capa negra se quedó callado y gritó:

—¡Bah! ¡No voy a estar así toda la noche! ¡Y dentro de una hora querrás que te hechice de nuevo!

Y, dándose cuenta de que había sido desenmascarado, guardó sus papeles, el puñal, se dio media vuelta y desapareció a toda velocidad en la oscuridad.

Héctor supo entonces que había sido una trampa.

Jamás sabría de qué mago se trataba, pero algo tuvo claro: Arístides no mentía. Algo les pasaba a aquellos niños y no era magia.

20

Al día siguiente, empezó el decimoquinto viaje.

Los niños estaban observando a los colibríes ante las flores violetas. Sí, como si fuera la primera vez. Héctor ya ni siquiera prestaba atención a los pájaros. Aguardaba de espaldas, mirando hacia otra parte. Sabedor de lo que iba a suceder y no podía comprender.

Fue entonces cuando Cira, al comprobar la tristeza de Héctor, se acercó al poeta y le dijo:

—¿Por qué no te gustan los colibríes?

Héctor, sin siquiera mirar a la chica, con la vista en el suelo, dijo:

—Porque son los mismos colibríes de siempre. Como el hormiguero. Como los espejismos. Ya conozco esas cosas.

Cira sonrió y dijo:

—Sí, eso decís siempre los mayores. Espero que cuando yo sea mayor, no me pase como a ti.

Un estremecimiento recorrió el cuerpo del poeta.

Fue entonces cuando Héctor lo vio claro.

De pronto, en un solo instante, comprendió el enigma que le habían planteado los dioses del Oráculo, entendió por qué Arístides se reía cada vez que él decía que los niños estaban embrujados o que estaban actuando o que llevaban máscaras o que eran quintillizos y tantas otras tonterías.

Entendió también por qué Arístides le había propuesto realizar el primer viaje que había hecho Héctor de niño y no otro. Y por qué había querido que lo emprendiese una y otra vez. Y, sobre todo, entendió por qué su maestro repetía: «Es más simple, Héctor, es más simple».

Ese día completó el resto del viaje con lágrimas en los ojos. Cuando a la caída del sol se encontró con el viejo profesor, cayó de rodillas y, con los ojos embargados por la emoción, sabedor de que, al crecer, había perdido algo esencial para la vida, dio la que era la auténtica solución al enigma:

—Ya sé por qué se asombran en cada una de las ocasiones.

—Dime, mi alumno predilecto.

—Porque son niños. Y, como tales, miran cada vez.

Arístides lo tomó de los brazos y lo ayudó a levantarse. Lo abrazó y le dijo:

—Estaba seguro de que un día te darías cuenta. Tenemos mucho de qué hablar.

21

Los siguientes días, Arístides y Héctor conversaron mucho. Sobre algo maravilloso. Hablaron de una mirada. De una mirada única y especial.

La mirada de los niños.

Una mirada que no solo se maravilla cuando descubre, sino cada vez que vuelve a descubrir. Porque en la repetición, en la aparente repetición, se esconden mil y un detalles que nadie puede captar la primera vez. Ni la segunda ni la tercera. Creemos saberlo todo y siempre hay algo por saber. Incluso en aquello que creemos conocer.

El maestro recordó que, si uno conserva esa forma de mirar, no necesita nuevos estímulos, sorpresas o vivencias para alimentar su inventiva. Necesita tan solo y únicamente saber mirar. Mirar desde la inocencia, desde la sorpresa y desde la humildad que entraña no dar nada por sentado. Porque nadie asegura, ni siquiera los dioses, que cada día vaya a salir el sol, que cada día los colibríes puedan sorber de hermosas flores o que la naturaleza nos brinde sus maravillas y espectáculos un día más. Y dar todo eso por sentado no es ciencia, sino soberbia.

Arístides le explicó a Héctor que su imaginación no estaba agotada, que, en verdad, no había precisado de cien viajes distintos para crear, por estimulantes y útiles que hubiesen sido. Claro que habían sido beneficiosos. Claro que cuanto más aprendía y descubría, más podía imaginar. Pero no era esa la única condición. Fue capaz de crear mientras miró como un niño. Mientras no dio por sentada su inmortalidad. Cuando cayó en la soberbia, cuando la autocomplacencia se adueñó de él, su mirada inocente desapareció. Esa había sido, y no otra, la verdadera razón de su sequía vital y creativa.

Le recordó que la imaginación era infinita, como infinita es la capacidad de crear. Y que revivir lugares, momentos y personas conocidas con una mirada distinta es la verdadera fuente de la imaginación y la mejor fórmula para inventar. Inventar no solo historias. Sino inventarse la vida.

—Lo que se agotan son las personas, Héctor. Porque la vida, como los sueños, los deseos y la imaginación, es inagotable.

22

Y he aquí lo inaudito.

Héctor, por decisión propia, repitió el recorrido con los tres niños... ¡durante quince semanas más!

Le llevó un tiempo emocionarse como hacían Apolonio, Cira y Antenor. Pero, poco a poco, fue desprendiéndose de su soberbia, renunciando a la creencia de que lo había visto todo porque lo cierto era que todavía lo tenía todo por descubrir. Héctor, viaje a viaje, constató que la sorpresa no consistía en encontrar algo nuevo, sino en mirar de forma distinta lo que cada día daba por sentado.

Y, poco a poco, recuperó la mirada con la que él, al igual que aquellos tres niños, repitió ese recorrido tantas veces asombrándose de las mismas cosas.

La trigesimoprimera semana, Héctor realizó aquel viaje siendo capaz de maravillarse por las aves, los insectos y los juegos del sol. Disfrutó como sus tres acompañantes, fue capaz de ver cosas nuevas en las que nunca había reparado y de saltar y reír como hacían los muchachos.

Héctor había recuperado la capacidad de mirar.

Había sanado.

Porque quien había estado enfermo era él.

Y no los tres niños, quienes, en realidad, conservaban aún su mirada infantil. Aquella que, cuando se pierde, conduce a la tristeza, el tedio, el aburrimiento y el desinterés.

23

—¿Volveremos a vernos, maestro?

—No lo sé, Héctor. Soy ya muy viejo y no sé si tendrás tiempo para regresar a Delfos. Te esperan en Troya y en Atenas y en tantas ciudades. Todos esperan tus poemas e historias.

—Lo sé. Pero ¿sabes? Creo que no necesito inventar tanto. Prefiero escribir menos y disponer de tiempo para recordar y visitar a mis viejos amigos.

Héctor leyó la mirada de su viejo profesor.

—¡Por supuesto, y a mis maestros también! —añadió entre risas.

Y ambos se fundieron en un cálido abrazo.

Héctor partió y, en efecto, volvió a Atenas, donde compuso una maravillosa historia que recitó a los troyanos. Estos, encandilados, le brindaron una ovación impresionante. Nadie nunca en Troya había recibido tal aplauso.

Sin embargo, Héctor, mientras saludaba y recibía unos laureles como obsequio, tenía la mente en otro lugar. Pensaba en Cira, Apolonio y Antenor y sentía una mezcla de envidia y añoranza, imaginándoselos dando el paseo de cada semana, sin él a su lado. Echaba de menos estar ahí. Pero, sobre todo, ajeno a los aplausos y vítores, se preguntaba:

—¿Estarán todavía ahí los colibríes?

3

Adolescencia e identidad

El tigre con antenas y trompa gris que podía volar

Cuando tuve que escoger la tercera caja de cerillas con la que dar vida al tercer relato de este libro, no tuve duda alguna. De todas las historias que tengo y que hablan de la adolescencia, mi favorita me la contaron, precisamente, en plena adolescencia.

Cuando la tomé de la estantería, incluso antes de empezar a mecanografiarla, me resultó inevitable viajar en el tiempo al pueblo de montaña donde pasaba los veranos con mis padres.

Me transporté a un mes de agosto de inicios de los años ochenta. Fue una época extraña de mi vida. Había cumplido trece años y, a pesar de que tenía a mis amigos y la piscina y la bicicleta y los partidos de fútbol y las excursiones y las clases de tenis, pasaba mucho tiempo a solas. No me sentía a gusto conmigo mismo. Y no estaba a gusto conmigo porque no estaba a gusto con nadie. No me encontraba cómodo con mis padres, quienes empezaban a resultarme poco sorprendentes. No estaba a gusto con mis amigos porque los que no eran infantiles, se las daban de mayores. No estaba bien tampoco con mis hermanos, con quienes no podía compartir ninguna de aquellas inquietudes, contradicciones y sentimientos.

Así que, muchas tardes, en lugar de quedar con mis amigos o ir a la piscina o jugar a raqueta o meterme en un partido de fútbol, me iba a la pequeña biblioteca del pueblo, donde podía encontrar tebeos, cuentos y pasar las horas sin que nadie me hiciera sentir mal.

La bibliotecaria era una mujer de mediana edad que se limitaba a darme la bienvenida y a despedirme con la mirada. Se fijaba en mí, en los cómics que elegía de las estanterías y que devolvía en la mesa de devoluciones cuando los terminaba de leer.

La verdad es que me sentía así porque mi vida estaba cambiando. Estaba dejando de ser un niño, y no sabía muy bien aún quién era yo. Cómo se esperaba que fuese, cómo debía ser y cómo me gustaría ser a mí. Nada de eso estaba claro para mí y, para mayor complicación, todas esas cosas no eran siempre coincidentes. Era la época en que empecé también a descubrir a las chicas. Claro que había tenido amigas. Pero ahora era distinto, me atraían y, al mismo tiempo, quería gustarles. Pero no sabía cómo debía actuar.

Lo raro era que, si bien estaba mal con todo el mundo, también anhelaba que los demás me quisieran. Pero, claro, algo tenía que hacer para agradarles, y no sabía qué. Y entonces me mostraba más taciturno y más susceptible, con lo que a los demás todavía les apetecía menos estar conmigo.

Todo era muy complicado y yo estaba hecho un lío.

Con el paso de los años, aprendí que eso que viví a los trece años, la duda sobre mi propia identidad, no era algo que iba a sucederme solo una vez en la vida. Me sucedió en alguna ocasión más.

Pero durante la adolescencia es la primera vez que se siente, y marca tanto que queda para siempre en el recuerdo. Creo que, en función de cómo se supera esa primera crisis de identidad, uno se enfrentará a las sucesivas.

Cada equis años, casi me atrevería a decir que cada siete años, aproximadamente, a lo largo de la vida, todas las personas experimentamos un cambio en nuestra identidad. No es que pasemos de ser una persona a ser otra distinta, sino que evolucionamos. Y, para evolucionar, es preciso hacerse una pregunta. Y esa pregunta es:

«¿Quién soy?».

Como es muy difícil responder, uno suele sustituir esa pregunta por otra:

«¿Quién quiero ser?».

¡Y esa pregunta es todavía más difícil de contestar!

Y todos pasamos por ello. Y varias veces en la vida.

De eso trata esta fábula, de una cuestión controvertida: preguntarse quién quiere uno ser.

Pero volvamos a mi pequeño pueblo de veraneo.

La bibliotecaria no era tonta. Y, además, probablemente era madre. Y a buen seguro que sus hijos habían pasado por la adolescencia. Me miraba comprendiéndome sin necesidad de preguntarme. Era obvio que, un chico normal, aparentemente alegre y educado, solo en una biblioteca tantas tardes de agosto, teniendo mil planes divertidos para hacer con sus amigos, necesitaba algún tipo de ayuda o de orientación. Y quien mejor te puede ayudar en los momentos importantes de la vida es un libro. Así que aquella mujer, de quien no recuerdo su nombre pero cuyo rostro siempre recordaré, se me acercó un día y me dijo:

—Siempre coges tebeos y cómics de la biblioteca. ¿Quieres leer un libro?

—Bueno —respondí yo—. En el colegio, durante el invierno, me obligan a leer a autores clásicos, grandes escritores, y me cuesta mucho terminarlos. Me canso.

— Sí, eso mismo me pasa también. Es normal. Yo tardé mucho en disfrutar de los libros sin dibujos —dijo, mientras se quitaba sus gafas redondas, apartaba un papel con el registro de libros y dejaba su lápiz a un lado.

Entonces bajó la voz, a pesar de que ya estaba hablando en voz baja por estar en la biblioteca, y me dijo:

—En esta biblioteca está escondido el primer libro que leí hasta el final.

—¿Ah sí? —pregunté, sintiendo ya cierta curiosidad.

—Sí, y te diré algo. Ese libro no está disponible para prestar. Está escondido.

—¿Por qué? —pregunté—. Se supone que uno puede tomar cualquier libro prestado, ¿no?

—Pertenece a la biblioteca, sí. Pero ese libro no es del ayuntamiento. Ese libro me pertenece a mí. Así que no está disponible. Es mi libro favorito. Desde que lo leí, lo es. Y te diré algo: de vez en cuando lo releo porque es el libro que mejor me ha hecho sentir en la vida.

Esa frase fue decisiva. «Que mejor me ha hecho sentir.» Y yo llevaba demasiado tiempo sin sentirme bien y, lo peor, sin tener la más remota idea de cómo solucionarlo. No sabía cómo pedírselo, pero la bibliotecaria era más lista que yo. No dijo nada, y esperó a que yo diera el paso.

—El libro... ¿está aquí, en la biblioteca?

—Sí, escondido.

—Qué bueno —dije—. ¿Y nunca nadie lo ha tomado de la estantería, por error?

—Eso es imposible porque no está al alcance de la mano. Está en un lugar secreto. No quiero que nadie me lo quite.

Me quedé pensativo.

—¿Puedo saber de qué trata?

—Trata de un tigre. Pero de un tigre muy especial.

—¿Y por qué es especial?

—Porque tiene antenas.

Se me escapó una risa.

—¡Sssshhhhh! —me indicó, poniendo su dedo índice sobre los labios—. Y no solo eso. Tiene trompa. Una trompa gris.

Arqueé las cejas.

—Y puede volar.

Mi expresión era de total entrega.

—¿Te gustaría leerlo? —me preguntó.

—¡Claro! —respondí—, pero no está en préstamo, ¿no?

—Bueno, para un chico tan especial como tú, si no lo sacas de la biblioteca, lo lees hasta el final y prometes no contarle a nadie este secreto, sí lo está.

Sonreí de oreja a oreja.

—Pero ahora es muy tarde. Mañana. Cuando abra a las cinco de la tarde, lo habré sacado de su escondite, y lo tendré preparado para que puedas llevártelo a una mesa.

—¿Es muy largo? —pregunté.

—No. Yo creo que en tres tardes lo habrás acabado.

Asentí.

—¿Mañana? —me preguntó.

—¡Mañana! —respondí.

Jamás olvidaré ese «¡mañana!».

Cuando regresé al día siguiente, sobre una de las mesas de la biblioteca, estaba el libro esperándome. Después de que la bibliotecaria me saludara con la mirada y me indicara con un leve gesto dónde debía sentarme, recuerdo olvidarlo todo y hallarme, sin darme cuenta, leyendo exactamente las mismas palabras que hoy, con la cajita abierta en mi escritorio, estoy mecanografiando sobre el papel: «Érase una vez un jovencísimo tigre que había dejado de ser cachorro».

El tigre con antenas y trompa gris que podía volar

1

Érase una vez un jovencísimo tigre que había dejado de ser cachorro.

Nuestro joven tigre pertenecía a una gran manada que habitaba una de las más frondosas selvas de la India. Entre la manada, había tigres ancianos, tigresas fértiles, tigres en edad de fecundar, tigres jóvenes y, por supuesto, cachorros.

Todos tenían un nombre. Pero a nuestro jovencito protagonista, todos lo llamaban Tigre.

Eso es, simplemente Tigre.

Tigre era su nombre, y no me preguntéis por qué.

2

Cuando Tigre entró en la juventud, pasó de sentirse un animal juguetón y feliz, junto a sus padres, a un tigre melancólico, y triste a veces.

Esta apatía empezó tiempo atrás, coincidiendo con una época de cambio. Fue cuando los juegos con los cachorros dejaron de divertirle y empezó a relacionarse son los otros tigres más jóvenes. Ya no había inocencia. Tigre no era tonto y se daba cuenta de que nacía una rivalidad entre los machos jóvenes. Los juegos eran enmascaradas tentativas de pelea. Juegos para comprobar, sin herirse todavía, quién era más fuerte y quién más débil. Entre los tigres jóvenes se jugaba poco, y se medía mucho. Por otro lado, las burlas y los desprecios formaban parte de las pandillas. Cuando no se burlaban de uno, se mofaban de otro. Cuando no se resaltaba el defecto físico de uno, se ridiculizaba el gruñido de otro. No es que se ensañaran con Tigre más que con los demás. Se burlaban de él como de cualquier otro y, a menudo, nuestro protagonista se hallaba a sí mismo haciendo lo propio, marginando o apartando a quien momentos antes se había reído de él. A pesar de que le disgustaban las burlas, él también las hacía. Pero no le divertía y, a decir verdad, se sentía mal tratando así a los demás.

Coincidió esa época con una en que empezó a ver a sus padres con unos ojos distintos. Su padre, que siempre le había parecido fuerte y sabio, le parecía ahora torpe, lento y despistado. Las cosas que le había enseñado su madre y que en su día le parecieron maravillosas le resultaban ahora simples y lógicas. Sus padres eran aburridos, previsibles e insistentes. Siempre exigiéndole las mismas cosas, recordándole constantemente sus obligaciones con una manada en la que no se sentía a gusto.

Se pasaba horas enteras observando a los peces de los ríos o levantando la vista hacia las aves que surcaban los cielos de la India o persiguiendo los recorridos de los más grandes escarabajos. Otras veces, contemplaba a los animales que debía cazar y sentía lástima por ellos.

Él sabía ya, a pesar de su corta edad, que un tigre normal no siente lástima por sus presas. Que no siente curiosidad por el vuelo de las aves. Ni interés por las rutinas de los insectos. Un tigre normal caza, come, bebe, duerme, corretea, se aparea y juega. No hay nada de interés más allá de la manada. Para un tigre, la propia manada lo es todo. Es la razón de ser, la subsistencia, la alimentación, la defensa de la vida...

Sin embargo, todo esto no interesaba a Tigre.

Tigre no se atrevía a compartir con nadie su estado de ánimo. Se habrían reído de él. O peor aún: de saber de su interés por otras especies distintas, quizá lo expulsaran de la manada.

Era joven, fuerte, sano, bello e inteligente.

Pero era infeliz.

Y, lo peor de todo, se encontraba encerrado en un cuerpo de tigre, sintiéndose, cada día que pasaba, menos tigre.

Y, para colmo, se llamaba Tigre.

3

Los días fueron transcurriendo y Tigre no solo no mejoraba, sino que desentonaba cada vez más. Tanto dentro de la manada como dentro de su familia y consigo mismo.

—Madre, ¿soy realmente un tigre? —preguntó un día a la tigresa que lo trajo al mundo.

—¿Qué dices, hijo mío? ¡Pues claro que eres un tigre! ¿Por qué preguntas eso?

—Pues porque no me siento así.

—¿Qué sientes?

—Es algo difícil de explicar, madre. Los demás tigres se ríen y apartan de mí. Bueno, todos lo hacemos, es cierto. Pero no estoy a gusto con ellos y a veces creo que es porque hay algo dentro de mí que me hace distinto. O en mi cuerpo. Cuando me veo reflejado en el agua, hay partes de mí que no son como las de los demás tigres de la manada. Los tigres adultos me desdeñan. Los de mi edad me rechazan. Los pequeños no me interesan. Incluso me da pereza acompañar a cazar a padre. Apenas tengo apetito. Y me pregunto si de veras soy un tigre. Si soy un tigre y Tigre me llamo, pero todos me rechazan, quizá es que no lo soy realmente. Hace tiempo que me lo planteo, madre. Contemplo las bandadas de aves, los insectos y a otros animales y me pregunto si no pertenezco a esas vidas. Y necesito que me digas la verdad: ¿soy un tigre?

—Todo eso que te sucede es normal, Tigre. Es propio de tu edad. No le des más importancia y deja que pase el tiempo —respondió su madre.

Pero esta era la peor respuesta que podía haberle dado. Porque no respondió a la duda que había nacido en su interior, que se había adueñado de su ser y que, desde entonces, no hizo más que llamar a su puerta: «Quizá no soy un tigre».

4

Los días siguientes, Tigre estuvo todavía más melancólico e inseguro. No se sentía bien junto a nadie, y lo único que deseaba era estar solo.

Una tarde se alejó de la manada y se metió en una zona de la selva especialmente frondosa. De pronto, le pareció oír un lamento lejano y agudo. En un primer momento, sintió miedo y pensó en regresar junto a los demás. Pero le venció una mezcla de curiosidad, un deseo de descubrir y experimentar.

Siguió la fuente del sonido, que no iba sino en aumento. Era una especie de aullidos o angustiosos graznidos. Continuó avanzando y halló a una cría de cigüeña, muy joven, que se había caído sobre unas rocas. Estaba malherida y gritaba pidiendo auxilio.

Cuando la cigüeña vio a Tigre, abrió los ojos y sintió un escalofrío. Supo que había llegado el momento de su muerte. Se había lastimado un ala y no podía huir volando. Gritó todavía más fuerte.

Sin embargo, Tigre sintió algo extraño. Por unos momentos, no vio diferencia entre aquella ave y cualquier otro cachorro indefenso de la manada.

Se acercó con lentitud y le dijo:

—No temas, no voy a hacerte daño. ¿Qué te ha pasado?

La pequeña cigüeña desconfió, seguro que era una trampa. Y no respondió. En su lugar, gritó todavía más fuerte.

Tigre comprobó que una roca aplastaba su ala. Y con sus fuertes garras la desplazó para liberar al ave. Esta retiró el ala, dolorida. E intentó levantar el vuelo para huir. Pero estaba malherida y no pudo. En su lugar, cayó aún más aparatosamente de nuevo sobre el suelo.

Tigre le dijo:

—Quédate donde estás y no temas. Podía haberte devorado ya si hubiese querido. Ya ves que no ha sido así y, en cambio, he retirado la roca que te mantenía aprisionada. Confía en mí y deja que te ayude.

Tomó a la pequeña cigüeña con la boca, sujetándola por la piel, justo donde acababa su cuello, tal y como había visto hacer a las madres tigresas con sus cachorros, y se dirigió hacia donde en otras ocasiones había visto anidar bandadas de cigüeñas, junto al arroyo.

Tras un buen rato, llegó a un área de altísimos árboles donde las aves tenían sus nidos. Cuando las cigüeñas vieron aparecer a Tigre volaron hasta las copas de los árboles. Vieron cómo llevaba entre sus colmillos a una de las pequeñas cigüeñas de la bandada y temieron lo peor, que la había cazado y se disponía a devorarla.

En cambio, Tigre soltó a la cigüeña, que aleteó como pudo para acercarse al árbol donde estaba su nido. Su madre bajó en picado, la recogió y la depositó junto a sus hermanos, a salvo de todo peligro.

5

—¿Por qué no la mataste? —preguntaron las cigüeñas más ancianas, a la luz de la luna, bajo las estrellas, comiendo unos gusanos que habían ofrecido como agradecimiento a Tigre.

—Porque yo no soy un tigre. Aparento serlo. Pero no lo soy —respondió.

Las cigüeñas lo observaron detenidamente. Pelaje amarillo y negro. Garras. Ojos rasgados. Colmillos y grandes dientes. Bigote. Definitivamente, era un tigre. Pero decidieron escucharlo.

—Si no eres un tigre, ¿qué eres?

—Pues no lo sé. Yo pienso que me están saliendo alas. ¿Veis estas protuberancias por encima de mis patas, en mi lomo?

Las cigüeñas no vieron gran cosa que no fuera las escápulas del animal. Sí, quizá un tanto protuberantes, pero extremos del hueso, al fin y al cabo.

—¿Eso? —señalaron.

—Sí —respondió Tigre—, son alas.

—Entonces, ¿eres un tigre con alas?

—No. No soy un tigre. Creo que soy un ave con cuerpo de tigre. Pero soy un ave, como vosotras.

—¿Qué ave eres?

Tigre se sentía a gusto entre las cigüeñas. Hacía mucho tiempo que no se sentía parte de algo. Quería quedarse a su lado y necesitaba sentir su aceptación. Esa aceptación que en su propia manada no existía desde que dejó de ser un cachorro. Así que, sin pensarlo, y dispuesto a serlo, respondió:

—Creo que soy una cigüeña.

Las cigüeñas dieron un salto hacia atrás. No podían creer lo que acababan de oír.

Tigre continuó:

—Y por eso no he matado a vuestra pequeña compañera. De algún modo, sentí que ambos pertenecíamos a la misma especie. Mi instinto fue salvarla y llevarla junto a la bandada. Y eso solo habría sido posible si yo fuese...

—Una cigüeña —completó la más anciana.

—Sí. Y, como tal, no tengo bandada a la que pertenecer. La manada de la que provengo no es mi verdadero hogar. Ahí me siento extra-

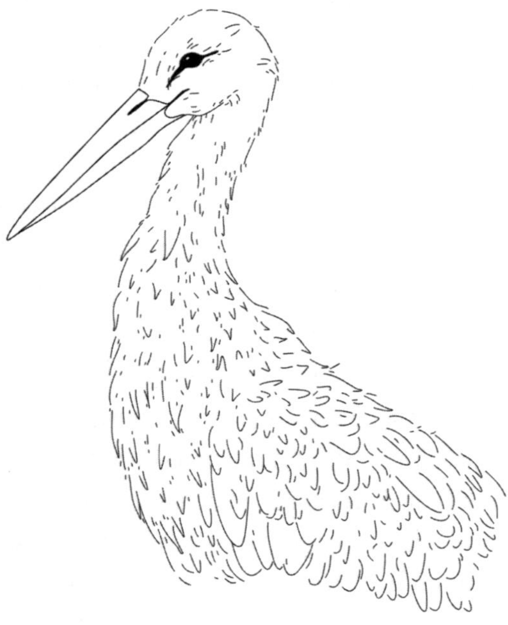

ño. Así que, si me aceptáis como cigüeña, me gustaría quedarme con vosotras. Veréis cómo poco a poco mis alas van creciendo. Y seguramente me saldrá un pico, y en menos de lo que os deis cuenta mi apariencia será igual a la vuestra. ¿Me permitís quedarme y formar parte de la bandada?

6

Tras una semana, Tigre se sentía feliz entre las cigüeñas.

Aún no había logrado levantar el vuelo, pero estaba comprendiendo, a base de observar al resto, cómo había que mover el cuerpo para elevarse en el aire. Era cuestión de tiempo lograrlo. Eso no le preocupaba en absoluto.

Bebían agua en el arroyo donde precisamente él solía pasar horas a solas, por lo que todavía le resultaba más agradable compartir sus costumbres. Se fabricó un nido con ramas que partió fácilmente con sus dientes y garras, y lo situó a media altura en un árbol de ramas fuertes. No a demasiada altura, porque las ramas no habrían soportado su peso. Lo construyó ahí donde, con sus patas, le era fácil llegar. Las demás cigüeñas ocupaban las copas de los árboles y él, en cambio, estaba a media altura, entre las ramas, a unos pocos metros del suelo.

Quizá lo que peor había llevado esa semana Tigre había sido lo de comer insectos, gusanos, semillas y lombrices. La dieta de las cigüeñas era realmente mala. Eso sí, estaba adelgazando y su figura se había estilizado. «Si regresara a la manada —pensó—, sería la envidia de las jóvenes tigresas.» Pero ese pensamiento era absurdo, porque él ya no iba a regresar jamás junto a los tigres. Se sentía cigüeña porque las cigüeñas lo aceptaban tal y como él era. Y esa aceptación le hacía sentir tan bien consigo mismo, digno de sí, y le proporcionaba tal seguridad en sus actos, que ya había decidido que viviría para siempre junto a ellas.

Las cigüeñas estaban encantadas con su compañía.

—¡Ni se os ocurra! —dijo una de las factótums cuando, aquella noche, una semana atrás, deliberaron sobre la solicitud de Tigre—. Es un tigre y nos acabará devorando.

—Si quisiera devorarnos, ya lo habría hecho —dijo otra.

—Tal vez es un truco y atraerá a toda la manada.

—Los tigres no actúan ni cazan así. Este joven felino está realmente convencido de no ser un tigre, así que puede sernos muy útil —dijo el más anciano.

—¿Útil? —preguntó el resto al unísono.

—Será como un vigilante de la bandada. ¿Sabéis lo que significa tener un tigre entre nuestros miembros? ¡Ningún depredador se acercará a nuestras inmediaciones! Seremos la bandada más temida y respetada de la selva. ¡Es una grandísima oportunidad! Si este tigre cree ser una cigüeña, sigámosle la corriente. Será la cigüeña más fuerte, poderosa y útil que hayamos tenido nunca.

7

Lo que más capturó la atención de Tigre acerca de las cigüeñas era que los machos y las hembras eran exactamente iguales. Distinto a los tigres, donde el tamaño e incluso la forma de la musculatura distinguía a machos de hembras, entre las cigüeñas ni el color ni el tamaño ni cualquier otro aspecto las distinguía. Por si fuera poco, cuando una hembra ponía huevos, de los cuales, en pocos días, nacían varias crías, tanto el macho como la hembra se encargaban de incubarlos.

En su anterior manada, los machos tenían unos cometidos y las hembras tenían otros. Los tigres discriminaban tareas, funciones y responsabilidades, incluso jerarquías, según el sexo. Entre las cigüeñas, en cambio, todos eran iguales, y eso era algo que gustó muchísimo a Tigre, lo que le llevó a casi convencerse de que, en efecto, él era una cigüeña.

8

Una noche, la pequeña cigüeña que había salvado, y gracias a la cual conoció a la bandada, se acercó a su nido.

—¡Hola!, ¿estás dormido?

—Aún no. ¿Qué haces aquí abajo? ¿No deberías estar en la copa de los árboles, en tu nido?

—Sí, pero no puedo dormir.

—Quédate un rato, si quieres. No me molesta, hay sitio para los dos.

La pequeña cigüeña se acomodó junto al tigre y, tras un momento, le dijo.

—¿Cómo van tus prácticas de vuelo?

—Bueno, todavía no he logrado volar más que unos metros. Mis alas —dijo, mientras elevaba los omoplatos y los miraba— crecen despacio.

—Pues debes darte prisa.

—¿Prisa? —preguntó Tigre, extrañado.

—Sí, cuando llegue el invierno, nos iremos de este lugar. Volaremos durante días y días, hasta lejanas tierras, donde el clima sea cálido.

Tigre se quedó pasmado.

—Pero ¿no es este vuestro lugar? ¿No vivís aquí siempre?

—Sí, pero solo durante la estación cálida. Nosotros emigramos continuamente. Vamos ahí donde está el buen tiempo porque no soportamos las bajas temperaturas ni las grandes lluvias. Ahora bien, cuando regresemos, volveremos a este lugar, sí.

Tigre se sintió decepcionado, triste y engañado.

¿Por qué no le habían dicho nada las cigüeñas más mayores? ¿Cuándo pensaban advertirle? ¿El día antes de migrar?

No entendía por qué le habían tratado de ese modo. Él se consideraba uno más de la bandada y, escondiéndole esa información, lo estaban excluyendo. Se sintió muy mal. Por un momento echó de menos su manada. Podían ningunearlo, podía sentirse incómodo junto a otros tigres, pero algo así no se lo habrían hecho. Dudó en regresar junto a los tigres, pero él se sentía cigüeña.

Antes de volver a su nido, la pequeña cigüeña le dijo:

—Por cierto, hay algo que muchas cigüeñas piensan sobre ti, pero ninguna dice.

Tigre no estaba para muchos más disgustos pero, aun así, quiso saber.

—¿Qué es?

Por encima de la cabeza a las cigüeñas no nos sale nada. A ti te salen dos cositas puntiagudas.

Tigre movió sus orejas.

—¿Te refieres a esto?

—Sí.

—¿Y qué dicen las demás?

—Que son antenas, y que en realidad no eres una cigüeña, y que más que alas, lo que te están creciendo son antenas, como a los insectos. Yo no pienso así. Yo estoy segura de que eres una cigüeña, pero algunos afirman que eres una hormiga. Y eso explica, dicen, por qué no puedes volar. No digas que te lo he dicho, ¿vale?

9

Tigre se sentía abatido. Estaba convencido de que le querían y aceptaban como una cigüeña. Y no solo no le habían avisado de una inminente partida que lo habría dejado solo en el lugar, sino que, además, se rumoreaba y cuchicheaba a escondidas sobre la posibilidad de que fuera un insecto en lugar de una cigüeña.

Estaba tan enfadado que, por un momento, sacó sus garras y pensó que, a la mañana siguiente, al despertar, mataría a cuantas cigüeñas se le pusieran a tiro. Además, tenía hambre. Estaba un poco harto de su dieta. Le vendría muy bien un poco de carne. Había adelgazado demasiado.

Pero no pudo.

A pesar del daño que le habían hecho las cigüeñas, habían sido su familia durante muchos días. Le habían enseñado muchas cosas y le habían permitido vivir entre ellas. Es cierto que él también se ocupaba de estar alerta y de defenderlas si se acercaba alguna amenaza. Pero eran su familia. Por lo menos, hasta esa noche.

Se sentía confundido, aunque reconoció que, en el fondo, saber todo aquello a tiempo había sido preferible. Si era sincero consigo mismo, hacía días que empezaba a dudar que los huesos superiores de su espalda fuesen incipientes alas. Aquello no crecía, no tenía plumas y, de hecho, lo único que venía haciendo era dar saltos. Grandes saltos, sí. Pero no volar.

Y, entonces, volvió a cuestionarse todo aquello que se había estado planteando cuando dejó la manada: si no soy un tigre y tampoco soy una cigüeña. ¿Quién soy, en realidad?

«Algunos creen que eres una hormiga.»

La frase de la pequeña cigüeña se quedó grabada en su mente. Nunca lo había considerado. Pero él no era un tigre, de eso estaba seguro. Y si tampoco era una cigüeña... tal vez tuviesen razón las que sospechaban que era un insecto y fuese en realidad una hormiga.

Movió las orejas.

¿Eran antenas?

Quizá aquellas cigüeñas estaban en lo cierto. Debía averiguarlo lo antes posible. Y tomó una decisión. Abandonaría la bandada a la mañana siguiente.

Y buscaría un hormiguero.

Y se durmió algo más tranquilo.

10

—¿Tú, una hormiga?

La pequeña hormiga miraba a Tigre, completamente absorta.

—Sí, tengo antenas. ¿Las ves?

—Bueno, son un poco triangulares, pero sí, podrían ser antenas.

—¿Entonces? —preguntó Tigre.

—A ver, eres un poco grande para ser una hormiga. Y peluda. Pero yo no soy nadie para emitir tal veredicto. Solo soy una obrera y no puedo tomar decisiones ni opinar.

—Vaya... ¿Y quién podría ayudarme?

—Debo avisar a mi superiora. Ella tal vez pueda responderte.

Tigre se quedó en silencio. La pequeña hormiga tampoco decía nada.

—¿Y? —solicitó finalmente el felino.

—¿Quieres que la avise?

—¡Pues claro!

—De acuerdo. Es que si no me dabas la orden no podía hacer nada.

Y la hormiga desapareció por un pequeño orificio sobre la tierra, del cual entraban y salían cientos de hormigas, ocupadísimas, y a toda velocidad.

Tigre se tumbó.

Había sido un día largo. Había madrugado mucho. Antes de que saliera el sol ya había abandonado su nido a medio árbol y, sin despedirse de ninguna de las cigüeñas de la bandada, se adentró en la espesura de la selva. A medida que se alejaba de las aves, iba sintiéndose, a cada paso que daba, menos cigüeña. Incluso se había sentido un tanto ridículo. Sus patas nada tenían que ver con las de las zancudas aves blancas. Él no tenía pico y, aunque había deseado como el que más que le crecieran alas, a decir verdad, sus escápulas no habían crecido ni le servirían para volar. Había confundido la realidad con su deseo. O, más bien, con la necesidad de haber dado con su auténtica naturaleza. Ahora tenía que aclarar si era una hormiga o no era una hormiga. Así que necesitaba encontrar un gran hormiguero. Cosa que, pensó, no iba a resultar demasiado difícil.

Pero le llevó casi un día entero. Por más que buscaba hormigas, no las veía por ninguna parte. Hasta que vio a una bajar por un tronco, llevando consigo una diminuta porción de corteza de árbol, la siguió y fue a parar, efectivamente, hasta un orificio de tierra del que salían y entraban hormigas en un auténtico frenesí.

Y ahí estaba, frente a la entrada del hormiguero, esperando a la superior de aquella obrera que, según había dicho, no tenía autorización, capacidad o permiso para certificar si él era también una hormiga.

Al cabo de un buen rato, cuando ya empezaba a oscurecer, apareció de nuevo la obrera con otra hormiga que parecía un poco más grande.

—¡Ahí va! ¡Pero si es enorme! —dijo la hormiga superiora a su obrera.

—Ya te lo advertí.

—¡Ejem, ejem! —llamó su atención—. ¿Qué es lo que desea usted?

Tigre se puso en pie. Las dos hormigas se echaron hacia atrás, todavía más impresionadas por la envergadura del felino sobre sus cuatro patas.

—Es muy sencillo. Quisiera saber si soy una hormiga —respondió Tigre.

La hormiga superiora se quedó callada y se puso a pensar. Luego, respondió:

—Bueno, una hormiga, ¿de qué rango?

—¿Rango? —preguntó el depredador.

—Sí. Esta —señaló a su compañera— es una hormiga obrera. Y yo soy una hormiga capitán.

—¿Qué significa capitán?

—¡Oh, significa que de mi dependen cien hormigas! Soy la superiora de esas cien hormigas. Su jefa.

—Entiendo.

—Para saber si es usted una hormiga, necesitaría saber su rango.

—¿Y por qué? —preguntó Tigre.

—Pues por la misma razón que la obrera me vino a buscar. Si es usted más que un capitán, yo no tengo suficiente rango para emitir un veredicto tan relevante para su persona.

—Pero... ¡alguna opinión tendréis acerca de mí! ¿Soy un tigre? ¿Una cigüeña? ¿Una hormiga?

—No, no. No tenemos opinión hasta no saber si su rango es superior al nuestro.

Tigre suspiró. Desde luego las hormigas eran muy obedientes.

—Bueno, ¿y qué rangos hay?

—Ah, hay bastantes. Obrera, sargento, capitán, comandante, coronel, general y... reina. De todos hay varias en el hormiguero, pero hormiga reina solo hay una.

—¿Y no tenéis rey?

—¡Oh, no, no! Solo reina. Es la que pone todos los huevos del hormiguero y la única a la que fertilizan los machos.

Comparado con la bandada, aquello le pareció a Tigre una barbaridad.

—¿La única? ¡¡Pero...!!

—Lo siento, señor, pero está oscureciendo y tenemos mucho trabajo. Su rango, por favor...

Tigre no supo qué responder.

—Pues no sé mi rango, la verdad.

—¡¡¿Quééé?!! —exclamaron al unísono la obrera y la capitán—. En tal caso... en tal caso... solo nos queda la opción de avisar a un general. Daremos parte. Mañana le diremos algo. Si desea esperar aquí, por nosotras no hay inconveniente.

Y se metieron en el hormiguero.

Tigre se quedó desconcertado.

Pero no sabía qué otra cosa podía hacer. Regresar a la manada, sin ser un tigre, no tenía sentido alguno. Regresar a la bandada, sin ser una cigüeña, todavía menos. Y, hasta no saber si era una hormiga, debido a sus elocuentes antenas, debía esperar.

Se recostó bajo las estrellas, junto al hormiguero, se durmió y esperó a que amaneciese, a ver si una hormiga general, la de mayor rango después de la reina, le aclaraba alguna cosa acerca de su condición.

11

—¡Es enorme! —exclamó la hormiga general.

La obrera y el capitán a su lado dijeron:

—Ya se lo advertimos.

—Y bien, ¿qué opina, mi general? —preguntó el capitán.

—Desde luego esas protuberancias en la cabeza, tan altas y tan prominentes, parecen antenas. Pero no estoy seguro. En cualquier caso, yo no puedo emitir un veredicto sin saber si esta bestia es...

Tigre estaba harto.

—Si soy... ¡¡¿qué?!! ¡¡Es usted general!! Dígame si soy una hormiga o... o... o...

El felino estaba furioso. Harto de ver desfilar, nunca mejor dicho, a todos los mandos del hormiguero.

—¡¡O destrozaré el hormiguero!!

Las tres hormigas dieron un respingo. El general se puso muy serio y dijo a las otras dos:

—Hemos sido formalmente amenazadas. Que todas las hormigas regresen al hormiguero. Es una orden.

Eso hicieron. Como por arte de magia, comunicándose a través de olores y de sus antenas, miles de hormigas dejaron lo que estaban haciendo, fuera recoger un granito de arena, transportar una semilla o arrancar una brizna de hierba, y regresaron raudas al interior del hormiguero. En menos de dos minutos, no quedaba nadie más alrededor del orificio de entrada que no fuera la hormiga general y Tigre.

—El asunto es muy serio —dijo el insecto—. Debo solicitar audiencia con la hormiga reina. Ella decidirá. Mientras tanto, le ruego que tenga paciencia, que no produzca usted una devastación total, y que aguarde a que le demos una respuesta definitiva a su solicitud.

Y la hormiga general se metió en el hormiguero, para desesperación de Tigre.

Pasaron varias horas. Llegó el mediodía, la tarde y luego cayó la noche. El gran felino empezó a pensar que las hormigas se habían escapado a través de los pasillos subterráneos a otro hormiguero. Lo cierto es que las había amenazado con destrozar el trabajo de meses, así que tal vez se había quedado solo. En parte, se lo merecía, pensó. Si quería ser una hormiga, no podía ir por ahí soltando amenazas de tal calibre.

Se tumbó. Pensó acerca de las hormigas. Eran muy diferentes a la manada. Y a la bandada. Nada de juegos, solo trabajo. Nada de descanso. Ninguna libertad. Cada una tenía su cometido, su misión, su responsabilidad. Todas vivían por y para la hormiga reina. Y esta vivía para procrear hormigas de sus mismos genes. Una vida entregada al hormiguero, a la obediencia y a la sumisión. Y, lo bueno, pensó, es que son felices así. No se plantean nada porque no podrían sobrevivir fuera del hormiguero. Pertenecen a él y forman parte de tal engranaje. Pensó que le gustaría una vida así, que, si él era una hormiga coronel, o capitán, o incluso obrera se sentiría por fin en paz. Porque sabría su rango, su posición, su misión, su lugar en el mundo.

Y mientras pensaba en tales cosas, en plena noche, apareció una hormiga enorme en comparación con las anteriores, delgada, estilizada y con alas. De un color más claro, casi marrón. Era bella y elegante. Y su actitud y movimientos denotaban autoridad.

—Buenas noches, señor. Soy la reina de este hormiguero.

Tigre, por respeto, se puso en pie.

—Buenas noches, majestad —saludó.

La reina asintió con la cabeza y observó al enorme animal, midiendo sus fuerzas, calibrando la amenaza que representaba. Se dio cuenta de que aquello podía ser el final de la colonia que regentaba. Debía actuar con inteligencia.

—Me han dicho que, de no darle una respuesta a una pregunta muy específica, va usted a destrozar nuestro hormiguero.

—Lo siento, no pretendía generar pánico. Es que me había puesto muy nervioso con las evasivas de sus amigas...

—No son mis amigas. Son mi ejército. Y cumplen órdenes. Y no pueden responder a un animal de rango inferior sin autorización.

—Y usted... ¿sí podrá responderme, Excelencia?

—Yo sí puedo. Al ser la hormiga reina, la de mayor rango, puedo dirigirme a cualquier otro animal, sea cual sea su rango. ¿Qué desea saber?

Tigre levantó la cabeza.

—Sé que soy enorme, en comparación con vosotras. Pero fíjese bien en la parte superior de mi cabeza. ¿Ve estas dos cositas que salen hacia arriba? Son antenas. Y deseo saber qué insecto soy. Mi pregunta es muy simple, y deseo una respuesta clara, Majestad: ¿soy una hormiga?

La hormiga reina no se inmutó. Por su cabeza discurrían a toda velocidad las posibles consecuencias de su respuesta. Su misión era proteger el hormiguero. Si le decía que no era hormiga, aquella bestia, desesperada y con aspecto de estar medio loca, era capaz de devastar con sus fuertes patas todo el hormiguero. Pensó en los miles de huevos de los que pronto nacerían nuevas hormigas. Y en los miles de obreras que dependían de ella. En las capitanas, las coroneles, las comandantes y las generales. No podía ponerlas en riesgo. Por el contrario, si respondía que era una hormiga, estaba claro que un animal tan poderoso, de hecho, más poderoso que ella, no aceptaría ser menos que reina. Pero si la reconocía como reina, entonces, ella estaría obligada a abandonar el hormiguero y ceder el puesto a aquel amenazante y nuevo visitante. Pensó muy deprisa. ¿Qué podía responder?

Por fin, dijo:

—Es usted una hormiga, en efecto.

Tigre arqueó las cejas. Se sintió feliz. Su pregunta, porque no era tonto, fue inmediata:

—¿De qué rango?

Y la hormiga reina sentenció:

—Es usted una hormiga virreina.

—¿Virreina? ¿Qué rango es ese?

—Una virreina es el animal que representa a la reina, en otro lugar.

—No acabo de comprender —objetó Tigre.

—Verás, es obvio que eres del máximo rango. Tú solo serías capaz de hacer lo mismo que diez mil hormigas. Pero, al mismo tiempo, estarás de acuerdo conmigo en que no cabes dentro del hormiguero.

—Es obvio. No quepo por ese diminuto agujero.

—Por tanto, eres la reina... fuera del hormiguero. A eso se le llama virreina.

—Virrey. Soy un macho.

—Pues virrey —repuso la hormiga reina, quien se dio cuenta de que su estratagema había funcionado.

—Bien, entonces... ¡soy una hormiga! —exclamó Tigre, feliz.

—Una hormiga un poco grande, pero sí, eres una hormiga. Te quedarás fuera del hormiguero y te ocuparás de proteger a toda la colonia, junto a mí. Yo lo haré desde dentro y tú lo harás desde fuera. ¿Te parece bien?

Justo antes de que Tigre pudiese responder empezaron a salir hormigas a borbotones del hormiguero. Salían a montones, despavoridas y gritando, hacia todas partes.

—¡Alarma! ¡Alarma! ¡Evacúen! —se oía gritar.

La hormiga reina detuvo a una obrera que pasó junto a ella.

—Pero ¿qué sucede?

—¡¡Son osos...!! ¡¡Osos hormigueros!! Varios osos adultos y, al menos, tres cachorros. Están devastando la sección sur. Y están, con sus trompas, comiéndose a toda la colonia. ¡Huya, Majestad! ¡Huya, por lo que más quiera!

La hormiga reina se llevó las manos a la cabeza. Era el fin. Miles de horas de trabajo, un subterráneo con cientos de pasillos, todos sus huevos, su ejército, las hormigas macho... ¿qué podía hacer ante varios osos hormigueros?

De pronto, cayó en la cuenta. Acababa de designar a un virrey.

Miró a Tigre y le dijo:

—Eres la hormiga virrey. El ataque se ha producido desde el exterior. Es tu negociado. ¡Defiéndenos! ¡Vamos!

Sin pensarlo dos veces, el joven tigre, sintiéndose hormiga reina, o, mejor dicho, virrey, sin dudarlo un instante, sacudió sus antenas triangulares y saltó con sus fuertes patas hacia el otro lado del hormiguero.

12

En efecto, se trataba de un pequeño grupo de osos hormigueros, hambrientos, que habían encontrado alimento para satisfacer su apetito. Habían derribado con sus pezuñas uno de los desniveles de tierra bajo el cual yacía la colonia y estaban dándose un festín en toda regla, sorbiendo con sus hocicos a cuantas hormigas hallaban a su paso.

Tigre rugió y se plantó de un salto ante los osos. Estos, al ver al joven y fuerte felino mostrarles los colmillos y sacar sus garras, huyeron despavoridos. Los cachorros tardaron en reaccionar, y luego siguieron a los adultos a la carrera. Tigre fue tras ellos y, en un abrir y cerrar de ojos, dio captura a uno de los osos hormigueros.

Lo tumbó de un manotazo y aplastó con una de sus patas delanteras su cabeza, inmovilizándolo.

—¡No! ¡No me mates! —imploró el oso.

—¿Cómo habéis sido capaces de hacer algo así? ¿Acaso no tenéis piedad?

—¿Piedad? ¡Solo estábamos alimentándonos! Son hormigas. Solo hormigas. ¿Qué problema hay? —dijo, comprobando lo absurdo de que un tigre defendiese a aquellos insectos. En la selva, los animales se comen a otros animales, y solo se defienden entre sí cuando su vida corre peligro—. ¿Qué más te da que nos zampemos unas cuantas hormigas? ¿A qué viene tanta indignación?

—¿Que qué problema hay? ¡Pues que es mi ejército! Es mi colonia. ¡¡Soy la hormiga virrey!!

El oso hormiguero no daba crédito. Aquel tigre estaba afirmando que era una hormiga. ¿Estaba loco?

—Has matado a parte de mi familia, y ahora vas a morir —sentenció Tigre.

Al oso le quedaban unos segundos de vida. Debía pensar algo, y rápido, si quería sobrevivir. Desde luego, aquel tigre estaba mal de la chaveta. Se consideraba una hormiga. Y no una cualquiera. Una hormiga rey, o algo así había dicho. Entonces se le ocurrió una idea. Fue lo primero que le vino a la cabeza. Convencer al tigre de que no era una hormiga. Tal vez así le dejaría vivir.

Pero el felino había levantado ya su garra y se disponía a diseccionar el cuello del oso hormiguero. Viendo la pezuña en lo alto a punto de desplomarse sobre su yugular, gritó:

—¡¿Cómo vas a ser una hormiga si tienes trompa?!

Aquello fue lo mejor que pudo decir.

Tigre, que sufría por dentro y dudaba tanto sobre su propia identidad, que se sentía mal consigo mismo y que únicamente cuando era aceptado por quienes le rodeaban conseguía algo de bienestar y paz interior, era un blanco fácil para cualquiera que conociese su punto débil. Habría bastado con decirle que era cualquier cosa, una gallina, un cocodrilo, un búfalo... ¡Daba igual! El joven depredador hubiese reaccionado ante cualquier sugerencia. Era fuerte, ágil y musculoso, pero tras tanta fuerza yacía una gran vulnerabilidad. Sentía un vacío enorme. No tener identidad era como tener un agujero en el estómago, una inquietud y deseos de morir que no sabía explicar. Necesitaba saber quién era. Ser aceptado. Y buscaba esa aceptación como el aire que respiraba. Sin embargo, cada vez que había logrado ese aire, fuera con las cigüeñas o con las hormigas, el vacío interior regresaba al poco. Era como si se traicionase a sí mismo por querer saber y adivinar quién era.

Así que la idea del oso hormiguero fue certera.

El joven tigre detuvo su garra de inmediato. Estaba dispuesto a ser una hormiga, pero sabía perfectamente que no lo era. Tal vez sus orejas eran antenas, pero, desde luego, nunca iba a ser capaz de formar parte de la colonia y, menos aún, de pertenecer a todas ellas viviendo fuera del hormiguero. Así que una nueva sugerencia, una nueva hipótesis, le venía muy, pero que muy bien.

Tigre dirigió la zarpa hacia su hocico.

—¿Trompa?

El oso hormiguero detectó un resquicio de esperanza. Todavía con una de las patas delanteras de Tigre inmovilizándolo, balbuceó como pudo:

—Sí. No es una trompa muy grande. Pero es una trompa. Tú no eres una hormiga. Y menos con esas orejas tan grandes.

El felino sacó la segunda pata que oprimía al oso hormiguero y se tocó las orejas.

—¿Esto? ¿No son antenas?

—No, no —repuso el oso hormiguero poniéndose en pie.

Pensó en huir, pero se percató de que eso sería una muerte segura. Debía convencer al tigre de que era otro animal distinto a una hormiga, y le dejaría marchar. Su cabeza pensaba muy deprisa. ¿Qué podía sugerirle? Le había dicho que tenía trompa, pero ni por asomo podía decirle que era un oso hormiguero. En primer lugar, porque era capaz de unirse a ellos y, en segundo lugar, porque, tras haber sido hormiga, sería difícil convencerle de que se comiese a las que había considerado sus amigas y familia. Mientras el joven tigre se seguía tocando las orejas, el oso exclamó:

—¡No, no! ¡Qué va! ¡¿Cómo van a ser antenas?! Son orejas y bien grandes. ¡Tienes trompa y orejas de... de... de...

Tigre abrió mucho los ojos, ansioso por que acabase la frase.

—... de elefante! —completó el oso hormiguero.

—¿Elefante? —preguntó el felino.

—Sí, eres un elefante. No de los grandes, y bastante joven todavía, pero no hay duda alguna. Cuatro patas, trompa, orejas, caminas alternando las extremidades, ojos pequeños... ¿Te gusta comer en grandes cantidades?

—¡Mucho! —exclamó Tigre, a quien seducía la idea de haber encontrado por fin su verdadera identidad.

—Pues entonces está clarísimo. ¡Eres un elefante!

—Nunca lo había pensado, aunque... es cierto que los elefantes estaban entre los pocos enemigos que teníamos cuando vivía en una manada de tigres a la que nunca debí pertenecer. Quizá por ello me advirtieron tantas veces sobre los elefantes, y me insistían en que me apartase de ellos. ¡Tal vez temían que me diera cuenta de que yo lo era!

—Pues puede ser. Ahí no puedo ayudarte... —dijo el oso, sentándose en el suelo, tratando de aparentar normalidad y de que no se notase que todavía estaba temblando de pavor. Si aquel tigre se daba cuenta del farol que se había marcado, lo mataría en menos de lo que canta un gallo.

—Siento haberte lastimado... Creía que era una de ellas. Ya sabes, una hormiga.

—Sí, lo entiendo. Si las considerabas tu familia, es natural que reaccionases así contra mí.

—Bueno, era mi primer día como hormiga, no creas. Y, la verdad, no sé si habría llegado a distinguir a alguna. Excepto la reina, son todas iguales. Aunque tienen rangos, ¿sabes?

—Sí, sí, algo he oído. Bueno, siento tener que dejarte. Si no me doy prisa perderé al resto del grupo.

Y se dio media vuelta para marcharse.

—¡Espera! —lo llamó Tigre.

Por unos instantes, el oso hormiguero pensó que se había dado cuenta de su ardid.

—¿Tú sabes dónde puedo encontrar una manada de elefantes?

13

En el fondo, lo prefería.

Tigre prefería un cementerio a una manada normal.

Llevaba ya demasiadas decepciones como para experimentar otra más dentro de una manada de elefantes. No, no era por miedo. No temía a los elefantes porque, realmente, él podía ser también uno. Era que se sentía frágil. No quería pasar por la ilusión y esperanza de haber dado con su auténtica naturaleza para, al poco, desengañarse y volver a empezar de nuevo. Había sido cigüeña y luego tuvo que asumir que era una hormiga; había sido hormiga y ahora tenía que asumir que era un elefante. Sí, probablemente lo era, pero deseaba evitar el escarnio y la burla de una manada de elefantes si, días después, tenía que asumir que no lo era. Así que la idea que le dio el oso hormiguero de acudir a un cementerio de elefantes era muy oportuna. El cementerio de elefantes es el lugar al que se dirigen los elefantes a morir, así que podía ser un paso previo, antes de integrarse definitivamente en una manada. Además, los elefantes más ancianos eran los más sabios y, estando cerca de la muerte, le dirían la verdad. No le necesitaban para defenderlos de nadie, como en realidad habían pretendido las cigüeñas y, en cierta forma, la hormiga reina. Ellos no mentirían sobre su identidad. Cuando uno ya sabe que va a morir, deja de temer que lo maten.

—¿Que si eres un elefante? —preguntó el moribundo animal.

Se hallaba en el suelo, extenuado, muy cerca del agua, donde poder beber cuando sintiera sed. Sabía que le quedaban muy pocos días de vida. Había decidido abandonar la manada para dirigirse a aquel lugar lleno de huesos y colmillos, vestigios de otras muertes de los de su especie. No sentía tristeza, había sido un elefante feliz. Había gozado de setenta años maravillosos. Había tenido hijos, había amado, había reído, había llorado, había sentido hambre, sed y miedo. Pero también se había saciado y había sentido la paz y la plenitud. Recordaba su vida con una perspectiva distinta y se sentía dichoso, tanto de sus aciertos como de sus errores.

Cuando vio acercarse al tigre, su primera reacción, natural, fue la de ponerse a la defensiva. Pero enseguida se percató de que defenderse era absurdo. Primero, porque no tenía fuerzas ni para ponerse en pie. Y, segundo, porque aquel tigre no estaba hambriento. Más bien, parecía triste.

—¿Por qué me preguntas si eres un elefante?

—Pues porque un oso hormiguero me ha dicho que tengo trompa y que mis antenas, quiero decir, mis orejas, aunque más pequeñas que las tuyas, tienen la misma forma.

—Y si un oso hormiguero te dice que tienes trompa... ¿tú lo crees?

—¿Acaso no la tengo? —dijo, tratando de mirar su propio hocico y poniéndose bizco.

—Quizá sí tengas trompa. Ahora quiero dormir. Estoy muy cansado. Mañana seguiremos hablando, ¿te importa?

Tigre no quería descansar. Era de noche, muy tarde. Pero no tenía sueño. Se sentía ansioso por salir de dudas. ¿Era o no un elefante? Su primer elefante amigo había cerrado los ojos, y ya dormía profundamente.

Buscó unos metros más allá a lo largo del río. Y divisó, bañado por la luz de la luna, a otro elefante sorbiendo agua con su trompa. Se acercó hasta él.

—Perdone que le moleste. Sé que es muy tarde. Pero necesito que me ayude.

Ante sí tenía a un ancianísimo elefante, de casi ochenta y cinco años de edad. Respiraba con dificultad, aunque su cabeza funcionaba a las mil maravillas.

—¿Qué quieres, joven tigre?

—¿Tigre? ¡Yo no soy un tigre!

—¿Ah no? ¿Qué eres entonces?

—Pues en eso estoy. He sido tigre, cigüeña, hormiga y, ahora, soy un elefante. Bueno, eso es lo que estoy tratando de certificar. ¿Soy un elefante?

El anciano empezó a reír a carcajadas. No podía parar. Tigre esperó a que acabase de reír. Se sentía molesto. Lo último que necesitaba era que se burlasen de él. Estaba tan ofendido, que soltó, sin respeto ni piedad:

—¿Vas a morir en breve, y aún tienes ganas de reír?

El anciano, todavía entre risas, respondió:

—Sí, es cierto. Voy a morir y, precisamente por eso, tengo más ganas de reír que nunca. ¿Tu sueles reírte, pequeño elefante amarillo y negro, de bigotes blancos, pezuñas afiladas y colmillos pequeños?

Tigre no retuvo tanta ironía junta.

—Perdón, ¿qué has dicho?

—Que si tú te ríes.

—Pues... a decir verdad, llevo mucho tiempo sin reír. Desde que dejé de ser un cachorro.

—Pues quizá sea ese tu problema.

—No, mi problema es que no sé si soy un elefante.

—No es cierto. Tu problema es que no sabes quién eres. Y por eso no puedes reír. Para reírse, uno tiene que saber quién es. Pero no te preocupes, recuerdo una época de mi juventud en que tampoco sabía quién era yo. Llegué a plantearme si era un elefante o no lo era porque mi trompa era muy pequeña. Tardó mucho en crecer, ¿sabes? ¡Pero mira que trompa tengo ahora! Es enorme, ¿verdad?

Y se echó a reír de nuevo.

—Oye, mira, no me interesan tus historias. No me hacen gracia tus bromas. Y tengo bastante urgencia por saber la verdad. ¿Puedes o no ayudarme?

El anciano elefante se puso ahora muy serio.

—Estoy ayudándote. Y te voy a dar una respuesta.

Tigre se puso alerta.

—¿Lo soy? ¿Soy un elefante?

—Esa no es la cuestión. La pregunta no es lo que eres. La cuestión, lo verdaderamente importante es si tú quieres ser un elefante. ¿Quieres ser un elefante, tigre?

—¡No me llames tigre! ¡No soy un tigre! ¿De acuerdo?

—De acuerdo, perdóname, es que todo esto me resulta muy divertido. Me estás haciendo rejuvenecer unos años de tanto reír. ¡A ver si voy a tener que abandonar el cementerio y volver a la manada un par de años más!

Y se puso a reír de nuevo.

Tigre empezaba a ponerse nervioso. Aquel viejecito era muy pesado. Tenía su gracia, había que reconocerlo, pero él necesitaba una respuesta, no más preguntas.

El anciano sentenció:

—Si tú quieres ser un elefante, entonces eres un elefante.

Por fin. Tigre había oído lo que necesitaba oír. En lugar de atender a toda la frase en su conjunto y a su profundidad, se quedó con la última parte: «entonces, eres un elefante». En su ansiedad y angustia, el felino no quería posibilidades, necesitaba verdades absolutas. Que le dijeran quién era para, así, no tener que pensar.

—Lo sabía, soy un elefante —dijo satisfecho.

El anciano levantó las cejas y sonrió para evitar reírse a carcajadas y que el tigre volviera a molestarse con él.

Luego añadió:

—Pequeño elefante amarillo, aquí somos unos ocho elefantes moribundos. Venimos a este lugar porque aquí hay agua en abundancia sin tener que movernos. Las fuerzas nos flaquean. No es un lugar para un elefante joven. Si quieres ser un elefante, ve junto a la manada. Ahora bien, te recomiendo que te quedes unos días aquí con nosotros. Te podemos explicar en qué consiste ser elefante. Qué comemos, cómo vivimos, cuáles son nuestras normas. Sería conveniente que, antes de unirte al resto, sepas lo que significa. Solo entonces, podrás estar seguro. Las decepciones en la vida, joven amigo, no vienen tanto de lo que uno es o no es, sino de lo que uno en realidad no puede ser. Tómate un tiempo con nosotros. Somos muy viejos y estamos enfermos, pero lo sabemos todo sobre los elefantes.

14

Tigre accedió. Aquel había sido un buen consejo.

Y pasó las dos siguientes semanas junto a los elefantes, escuchando sus viejas historias, aprendiendo sus costumbres y normas. Se identificaba tanto con todo lo que le contaban, que se consideraba, cada día que pasaba, más y más uno de ellos. Poco a poco, se iba sintiendo preparado para unirse a una manada. Le maravilló que, al igual que en el caso de las hormigas, donde reinaba una hembra, entre los elefantes también regía un matriarcado. Las hembras eran quienes mandaban.

Había dos cosas que debía tener claras para cuando se uniese a una manada. Nada de saltos. Los elefantes no saltan. Y, luego, dejar de estornudar y atragantarse cuando bebiese a través del hocico. Eso es lo que más difícil le resultaba. Y, para ser un elefante, lo primero era aprender a beber por la trompa.

Llegó el día en que se sintió preparado.

—¿Dónde está la manada? —preguntó al primero de los elefantes con los que habló la noche que llegó al cementerio.

—Oh, no hace falta que vayas en su busca. En breve aparecerá algún grupo por aquí. Acompañarán a algún anciano al cementerio. Nunca dejamos solo a ninguno de los nuestros y, menos todavía, a alguien que va a morir.

Eso mismo no solo lo sabían los elefantes. Lo sabían también los cuatro hombres que, apostados con sus rifles desde hacía días, escondidos a unos cientos de metros, aguardaban a que apareciese alguna

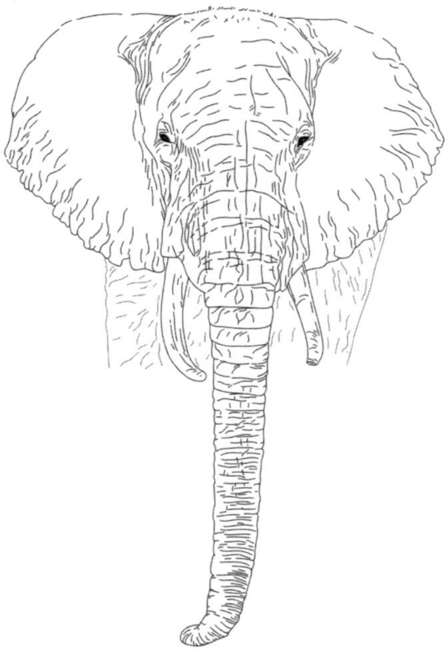

manada que acompañara a uno de sus ancianos y, así, hacerse con el mayor botín de marfil que la India hubiese visto jamás.

El plan era formidable. Pero a esos cazadores en los que nadie había reparado, les inquietaba que, extrañamente, desde hacía algunos días, un tigre de bengala se hubiese unido a los elefantes moribundos del cementerio. El más sanguinario de los cazadores les dijo a sus secuaces que, probablemente, se tratase de un tigre viejo y enfermo que habría ido allí a morir, para tener carne y agua cerca. Lo raro, sin embargo, era que no había matado a ningún elefante todavía.

Tigre, a pesar de su gran olfato, no se había percatado de la presencia de los cazadores furtivos.

15

—¡Lo logré! —exclamó Tigre tras beber un buen trago a través del hocico—. ¡He bebido con la trompa!

—¡Enhorabuena! —respondió el anciano elefante a quien tanto le gustaba reír. Y soltó una buena carcajada que tuvo que interrumpir porque le dolían las costillas.

Justo entonces se oyó retumbar el suelo. No era un terremoto. Eran las pisadas de un grupo de elefantes que se acercaban al cementerio para acompañar a uno de los suyos.

Todos los elefantes ancianos levantaron la mirada. Tigre se puso en pie. Una manada de elefantes se aproximaba. Su nuevo hogar. Batió las orejas, aguzó la vista y se sentó mientras elefantes machos, hembras, pequeños y jóvenes se acercaban al río, a pesar de la presencia de aquel tigre.

Para los cazadores, aquel era el momento que tanto tiempo llevaban esperando. Se apostaron entre las rocas, cargaron sus rifles y esperaron la orden del cazador más cruel. El jefe.

Cuando este hizo un gesto con la cabeza, empezaron a disparar.

El estruendo fue tremendo. El primer disparo, así lo planearon, fue para Tigre. Impactó en una de sus caderas. Sintió un dolor agudo y cayó redondo. La sangre empezó a brotar y manchar su pelaje rayado.

Los disparos siguientes, certeros, se sucedieron uno tras otro e iban derribando a un elefante tras otro, sin piedad. No importaba que fueran adultos, jóvenes o cachorros. Mientras hubiera un colmillo que cortar, la presa era válida. Sin piedad, los cazadores furtivos recargaban sus rifles sin descanso.

Los elefantes que no eran alcanzados por un disparo trataban de huir en estampida, pero estaban nerviosos porque no sabían desde dónde les disparaban. Algunos, en su huida, se habían dirigido fatalmente hacia sus propios verdugos, siendo derribados de un disparo en la cabeza.

Cinco, diez, quince elefantes muertos. Y la matanza seguía.

Fue entonces cuando Tigre se levantó. Estaba malherido, pero la bala no se había quedado en su cuerpo. Solo le había rozado. Tenía fuerzas. Y decidió atacar a aquellos hombres. Fue un puro instinto felino. Un tigre es el último en la cadena alimentaria de los animales de la India. Nadie mata a un tigre, excepto un hombre. Así que, para vivir, Tigre debía matar a los hombres.

Corrió hacia ellos en zigzag, para esquivar las balas que silbaban a su alrededor. Saltó entre las hierbas, tomó velocidad y, en nada, se había abalanzado sobre uno de los cazadores, a quien empezó a dar zarpazos abriendo surcos en su piel.

El cazador lanzó el rifle y se deshizo como pudo del tigre. Otro de los cazadores apuntó a Tigre. Lo tenía a apenas dos metros de distancia. El problema era que podía matar a su amigo. El felino se dio cuenta. Dejó a su primera víctima y se abalanzó sobre la segunda. Los otros hombres corrían, alejándose del lugar, buscando refugio. Tigre le propinó un zarpazo en el brazo y un mordisco en la cara al segundo hombre, quien empezó a gritar del dolor. Se desembarazó del depredador y se puso a correr, escapando.

Los cazadores abandonaron sus rifles para así correr con mayor velocidad. El joven tigre hizo amago de perseguirlos unos metros para tener la seguridad de que no iban a regresar. Pero no pensaba darles caza para matarlos. Eran muchos, podía haber más hombres armados, y era peligroso.

Era suficiente.

Tigre había conocido al hombre.

Su principal enemigo.

16

Y llegamos ya al final de nuestra historia.

Después de aquel suceso, Tigre decidió estar solo. No se unió a la manada de elefantes. Necesitaba aislarse, y pensar sobre lo sucedido. Había experimentado su poder. Su fuerza. Estaba empezando a conectar con algo esencial en su interior, si bien no sabía qué.

Aquella historia, la del tigre que vivió con elefantes y que ahuyentó a varios cazadores, corrió como la pólvora entre los animales. Llegó a todas las bandadas, manadas y colonias de seres vivos. Todos hablaban del joven y valiente tigre de bengala que había salvado a unos elefantes, atacando e hiriendo, por sí solo, a varios cazadores armados. Y, al acabar de referir la historia, decían: pero fue capaz de esa hazaña porque no sabe quién es. Se creyó cigüeña, hormiga, elefante y cualquier otra cosa que le hubiesen dicho.

En la India hay hienas.

Pocas, pero las hay.

Y las hienas, aparte de carroñeras, son listas. O, por lo menos, creen serlo. La hiena que se pasó de lista y con la que acaba esta historia era la cabecilla de un cacareo de hienas. Llegó hasta sus oídos lo acontecido en el cementerio de elefantes y vio la gran oportunidad de engañar a aquel tigre y convertirse en la primera hiena que matase a un tigre. Eso haría de ella un mito en aquella selva de la India. Y todo el mundo la temería. Incluso los tigres.

Urdió un plan.

No le costó dar con Tigre.

Lo halló, solitario, junto a un arroyo. En el arroyo donde solía pasar tiempo a solas, reflexionando sobre su identidad, mientras lamía su herida de bala, la cual cicatrizaba poco a poco.

Oyó el chasquido de unas ramas.

Alguien se acercaba.

Y entonces vio a la hiena.

—Por fin te encuentro —dijo la hiena, arrogante.

Tigre se puso en pie, alerta.

—¿Cómo dices? ¿Me estabas buscando?

—Sí, en la selva todo el mundo habla de ti.

—¿De mí? ¿Quién habla de mí? ¿Por qué? —preguntó sorprendido el joven tigre.

—Pues se habla de que vaga desde hace días entre los animales alguien que no sabe quién es.

Tigre sintió el rubor en su rostro. Resultaba que era el hazmerreír de todos...

La hiena percibió la debilidad de su víctima. Su vulnerabilidad.

La hiena tenía ante sí al mayor de los peligros, a un tigre capaz de devorarla en tres segundos, pero a quien iba a derrotar, debido a su debilidad mental. O, más bien, a su incapacidad para reconocer su propia identidad.

—¿Y qué es lo que se dice de mí?

La hiena clavó la mirada en el felino.

—Si te lo digo, ¿me matarás?

—No, claro que no.

—Todo el mundo dice lo que en verdad eres y nadie se atreve a decirte. No se atrevieron las cigüeñas ni las hormigas ni los elefantes. Y los cazadores... ellos que podían decirte la verdad, no tuvieron tiempo. No les diste tiempo.

—¿Los cazadores? ¿Qué tienen que ver conmigo esos asesinos?

La hiena desvió la mirada, disimulando. El golpe de gracia estaba a punto de llegar.

—Lo has prometido. ¿Me matarás si te digo la verdad?

—Te prometo que no.

—No eres un ave. No eres un felino. No eres un insecto. No eres un paquidermo. De hecho... ¿no te das cuenta de que no encajas en ninguna manada ni bandada?

—Sí, me doy cuenta. ¿Qué soy?

—Eres... eres... eres un hombre.

—¿¡Qué!? —exclamó Tigre.

—Sí, eres un ser humano. Pero un ser humano extraño, nacido entre tigres, probablemente abandonado por alguna mujer. Eres un defecto de la naturaleza, y todas las especies te irán rechazando.

Tigre se sentía confundido. ¡Eso sí que no se lo había planteado nunca! ¡Un ser humano! Sin embargo, de todo lo que había pasado por su cabeza ser, esto era lo que menos encajaba.

—Si soy un hombre... ¿Por qué me dispararon?

—¡Oh, el hombre es la única especie que mata a sus congéneres! Representabas una amenaza para ellos, y te dispararon. Lo que debes hacer es dejar esta selva, e ir a la ciudad. Aquí nunca encontrarás tu lugar, aquí nunca sabrás quién eres realmente. Puedes ir probando de especie en especie, de manada en manada, puedes unirte a pájaros, roedores, mamíferos o insectos, que nunca te sentirás bien, y serás rechazado una y otra vez. Eres un hombre, y debes ir al lugar que te corresponde: la ciudad.

Fue entonces cuando Tigre, por vez primera en su vida, lo vio todo claro.

Sí, de acuerdo, los hombres se disparan y matan entre sí. ¡Pero no dispararían a un hombre atrapado entre elefantes! ¡Lo salvarían! Si le dispararon estando entre animales era porque... era un animal. Y si era un animal que se había enfrentado a los hombres era porque él era el siguiente animal en la cadena. Y, eso lo sabía todo el mundo, desde una cigüeña hasta una hormiga: tras el hombre, en India, el siguiente en la pirámide es el tigre. Porque el tigre es el primero y más fuerte de los animales. Nadie ataca a un tigre, excepto un hombre.

Y eso probaba que la hiena mentía. Estaba utilizando su propia inseguridad para acabar con él, enviándole a una muerte segura en la ciudad. Y eso no podía perdonárselo.

—Gracias a ti, sé lo que en realidad soy. En el temor que uno despierta en los demás se halla la propia identidad. Soy un tigre. Y vas a morir.

—Prometiste no matarme —imploró la desenmascarada hiena.

—Te dije que no te mataría si me decías la verdad, no si me engañabas. Y, menos aún, con la intención de enviarme a la ciudad para que acabasen con mi vida.

Y, acto seguido, Tigre se abalanzó sobre ella y, con siete zarpazos, acabó con su vida. Sentía hambre. Llevaba semanas comiendo de todo menos carne. Devoró sus entrañas, bebió y, luego, durmió. Al matar a la hiena, estuvo ya seguro del todo. Él era un depredador. El animal más fuerte de la selva, el que solo teme a los hombres porque solo los hombres lo pueden matar.

17

—Sí, claro que te hemos echado de menos —le dijo su madre—. Pero no podíamos hacer nada. Ya no eres un cachorro, te haces mayor y, como tal, estás adquiriendo la libertad. Libertad para todo, querido hijo. Incluso para descubrir tu identidad.

Tigre le contó con quién había estado viviendo aquellos días. Ya no sentía vergüenza. Había necesitado pasar por todo aquello para saber quién era. Era lo que siempre fue, pero necesitaba comprobarlo por sí mismo.

—¿Sabes, hijo? —añadió su madre tras escuchar su historia, bajo las estrellas—. Cuando abandonaste la manada de tigres, diste más valor a tu curiosidad; cuando abandonaste a la bandada de cigüeñas, diste más valor a tu incapacidad para volar; cuando abandonaste a las hormigas, diste más valor a tu compasión por aquel oso hambriento; cuando salvaste a los elefantes que aún no habían muerto, diste más valor a tu valentía, y cuando mataste a la hiena, diste más valor a la verdad y a la justicia. Lo importante no es si tienes antenas o si tienes alas o si tienes garras o si tienes trompa como los demás. Lo importante no es tener lo que te iguala al resto, sino saber utilizar en cada momento lo que todo el mundo tiene, y que, en función de cómo lo uses, te distingue de los demás. Todo aquello a lo que diste más importancia en cada momento fue lo que te hizo distinto. Decide ahora cómo y cuándo utilizar tus antenas, tu trompa, tus alas y tus garras.

—Pero, madre, ¿en realidad tengo todo eso? ¿Tengo antenas, trompa y alas?

La madre respondió:

—¡Claro que no! Solo en tu interior. Eres un tigre capaz de volar alto en la vida como un ave, capaz de integrarte en cualquier organización como una hormiga, capaz de respetar la naturaleza como un oso y capaz de aceptar la madurez y la muerte como un elefante. Estas últimas semanas estabas solo descubriendo tus infinitas y múltiples cualidades.

—Entonces, ¿qué es lo que me convierte en un tigre adulto?

—Utilizar todas ellas según tu propia naturaleza. No según la de los demás.

Tigre sonrió por vez primera en muchas semanas. Y sintió una profunda paz interior. Ahora y solo ahora, ya sabía quién era.

Un tigre con antenas y trompa gris que podía volar.

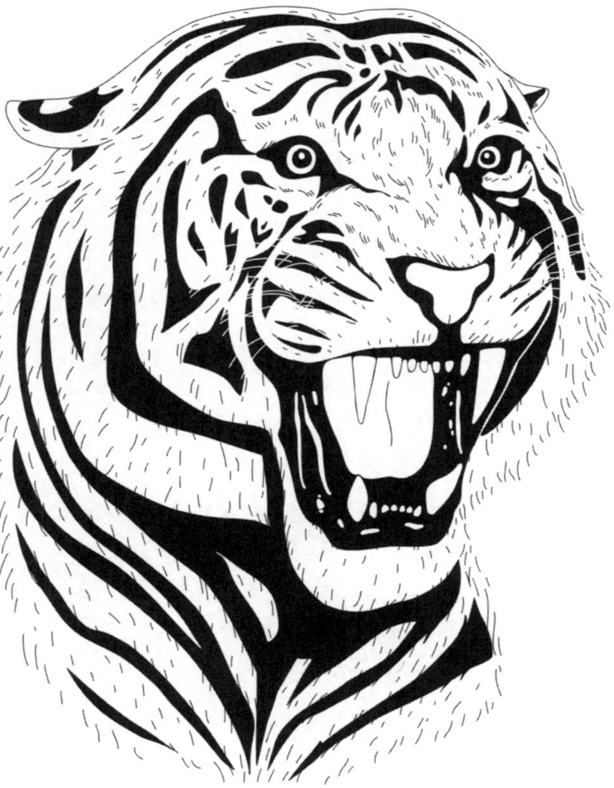

Pero un tigre.

Y, acto seguido, rugió.

Y el rugido se oyó en lo más profundo de aquella selva de la India. Y todos los animales, al escucharlo, desde el más diminuto hasta el más grande, tanto en el cielo como en el mar como en la tierra, dijeron para sí:

«Es un tigre. Es Tigre.»

4

Juventud y decisión

¿Por qué saltan los delfines?

Cumplidos los veintipocos años, metí en una caja de cerillas uno de los testimonios más alucinantes que me han contado en la vida.

No era una historia. No era un cuento.

Fue la vivencia de un pescador.

Lo conocí en un pequeño pueblo pesquero al que había ido a pasar una semana de vacaciones. Acababa de terminar mis estudios universitarios. Graduarme había sido duro. Necesitaba recuperar energías y relajarme. Debía tomar decisiones. Entre ellas, escoger un empleo. Decidir dónde y en qué quería trabajar. No sabía si montar mi propio negocio o trabajar en una empresa primero. Tampoco tenía claro, en el caso de aceptar un empleo, en qué tipo de empresa entrar. ¿Una grande? ¿Una multinacional? ¿Una pequeña empresa? Necesitaba tranquilidad. Poder pensar para decidir y enfrentarme a ese tipo de encrucijadas que marcan el destino de la vida.

El pueblecito donde me retiré a pensar no era demasiado turístico, era un lugar tranquilo, con pocas casas y un solo alojamiento de apenas diez habitaciones.

Era pleno invierno, así que no había mucha gente alojada y la pequeña playa frente a la plaza del pueblo estaba casi vacía. Tan solo algún paseante, como yo. Nada de turistas y, menos aún, bañistas, pues hacía bastante frío.

Durante las mañanas, paseaba por la costa y por unos pinares que discurrían paralelos a esta. Por las tardes, me acercaba a una taberna muy sencilla donde preparaban un café buenísimo. Fuerte, como a mí me gusta. Leía un rato un libro de poemas que me llevé para esos días y luego daba un último paseo por la playa, antes de regresar al hotel.

La última tarde me acerqué a un pescador que remendaba redes en una pequeña barquita en la playa.

Lo saludé y me respondió amable con otro saludo.

No recuerdo muy bien cómo empezamos a hablar, pero el caso es que nos caímos muy bien. Él me preguntó sobre mi vida y yo le pregunté sobre la suya. Y, no lo vais a creer, hablando, hablando, le conté el cuento de *La pequeña Luz*.

El relato le gustó muchísimo. E incluso se emocionó al llegar al final.

El pescador, cuando hube terminado, preparó un cigarrillo de liar y me confesó que era la segunda historia más bella que le habían contado.

No pude evitar la pregunta:

—¿Y cuál es la más bella?

—Es un secreto —me respondió.

—Todos tenemos derecho a tener secretos —observé.

El pescador me miró fijamente y prendió el cigarrillo. Dio una calada y exhaló el humo. Estaba oscureciendo y empezaba a hacer frío.

—¿Le apetece que tomemos un licor? Venga, lo invitaré.

Fuimos a la taberna y nos sentamos a una mesita.

—Me has contado una historia que, supongo, no compartes con mucha gente.

—Pues la verdad es que no, porque, por lo general, nadie me cree cuando la cuento. Todo el mundo me dice que es imposible que me sucediera algo así. Pero me pasó. Y lo recuerdo, eso es lo más increíble.

—Bueno, a mí me sucedió algo más increíble todavía —me dijo—. Y si te cuento esa historia, que solo la saben mi mujer e hijos, me dirás que no es cierta.

—No tema.

—Bueno, no sé si es más difícil creer que alguien recuerde lo que le pasó antes de nacer o que alguien relate una historia revelada por...

—¿Por quién? —pregunté, ansioso.

El hombre de mar tomó aire, miró a uno y otro lado, se inclinó hacia mí y, bajando la voz, susurró:

—Por un delfín.

Me resultó difícil mantener la compostura.

Realmente, eso era más increíble que lo del vientre materno: ¡los delfines no hablan!

Pero el pescador estaba siendo muy amable y estaba confiando en mí. Por un momento pensé si no estaría loco o un tanto borracho. Pero no me pareció ni una cosa ni la otra. Más bien parecía una muy buena persona, afable y profunda. Sabia, incluso.

—Bueno, los delfines son los seres más inteligentes que hay. Cualquier cosa es posible, viniendo de un delfín —sugerí, tratando de ser cortés—. ¿Cómo sucedió?

Justo en aquel momento nos trajeron el licor. Un aguardiente de regaliz y romero que preparaban los lugareños. Nos servimos y cuando iba a sorber del vaso, el pescador dijo:

—Brindemos antes de beber.

Los dos levantamos el vaso.

—Por los secretos —dije yo.

—Por los secretos —respondió él.

Bebimos y luego tomó aire.

—Yo tenía siete años —se arrancó el pescador—. Había salido a dar una vuelta con el barco de pesca, junto a mi padre y mi hermano. En la barquita en la que me has visto remendar las redes hace un rato. En esa misma. Estaba atardeciendo y mi padre quería revisar unas boyas en las que había dejado preparadas unas redes para pescar calamares. Los calamares se pescan mejor de noche y de madrugada,

¿sabes? No era muy lejos, debíamos ir mar adentro apenas un par de millas. La mar estaba picada. Cuando acabamos de revisar las boyas, resulta que el motor de la barquita se averió. Mi padre trató de ponerla en marcha, pero no hubo forma. Mi padre no estaba preocupado porque en el pueblo sabían que habíamos salido y, en cuanto comprobasen que no regresábamos, saldrían a buscarnos. Sabían también que habíamos ido hasta las boyas, por lo que sería el primer sitio donde nos buscarían.

»Mientras aguardábamos un rescate, la mar empezó a encresparse y la barquita a zarandearse. Me puse en pie para acercarme a mi padre porque tenía miedo y frío. Mi padre levantó la mano para indicarme que no me moviese. Todo sucedió muy rápido, perdí el equilibrio y caí al mar en plena oscuridad. Mi hermano mayor, con la intención de ayudarme, se lanzó al agua. Y eso lo complicó todo aún más. Rescatar a una persona es relativamente fácil, especialmente cuando ha caído junto a la barca. Pero rescatar a dos resulta más complicado. Mi hermano se enredó con unos cabos y gritó auxilio. Mi padre, que en la oscuridad apenas distinguía nada, se dirigió primero hacia mi hermano. Yo no nadaba cerca de él. Una gran ola me había apartado de la barca. Y después otra y otra más. Había una fuerte corriente. Mientras me alejaba, mi padre saltó al agua y rescató a mi hermano. A mí, me perdieron de vista.

»Mi padre no tenía motor y solo podía nadar en círculos sin alejarse mucho de la barquita. La corriente me llevó muy lejos. El agua estaba fría. Tras una hora de sostenerme a flote, me quedé agotado. Yo tenía solo siete años. Sabía nadar, pero mis fuerzas eran limitadas. Recuerdo que empecé a sentir que me ahogaba, los brazos y las piernas no me respondían. Y, en un momento dado, empecé a sumergirme. Era un niño y no pensaba en la muerte. Pensaba únicamente en cómo salir de aquella situación. Pero nada podía hacer.

»Fue entonces cuando un delfín joven apareció y me remontó a la superficie. Yo prácticamente había perdido el sentido. Pero lo recuerdo a la perfección. Y recuerdo que el delfín hablaba conmigo y me preguntaba mi nombre y cuántos años tenía y me dijo que me llevaría hasta la costa. Recuerdo todo eso y después perdí el conocimiento.

»Cuando lo recuperé, estaba en el hospital de la región. Me habían encontrado en la playa, más allá de la plaza, tras unas rocas. Prácticamente me habían dado ya por desaparecido. Unos pescadores, que habían acudido para reforzar las labores de búsqueda, me hallaron sobre los guijarros, en la orilla. Estaba consciente, pero derrengado. Me atendieron y reanimaron. Me dieron agua. Y me preguntaron cómo había podido alcanzar a nado la playa desde tan lejos. Les revelé que un delfín me había salvado la vida.

»No todo el mundo me creyó, aunque entre pescadores hay muchísimas historias antiguas sobre delfines que han salvado a pescadores caídos al mar. La gente pensó que nadé lo suficiente y que, con toda probabilidad, llegué muy cerca de la costa y, finalmente, las olas me arrastraron hasta la playa. Pero la corriente iba mar adentro. Eso era imposible. En cualquier caso, si apenas creían lo del delfín, ¿cómo iban a creer que me hubiese hablado?

»A la mañana siguiente, tras despertar en mi cama, de pronto me vino a la memoria el rescate a lomos del delfín. Mientras me conducía a tierra firme, me contó la historia que voy a confiarte.

El pescador dio un trago de aguardiente.

Y, antes de empezar su narración, me lanzó una desconcertante pregunta.

—¿Tú sabes por qué saltan los delfines?

«¿Por qué saltan los delfines?», la pregunta que me formuló el pescador fue el título que decidí, siendo un veinteañero, darle a aquel cuento.

No puedo describir cómo me ayudó su relato en aquel momento. Yo, que me hallaba asediado por mil dudas acerca de mi futuro. En aquel momento de la vida, en plena juventud, sientes que toda decisión es una renuncia. Todo cuanto decides supone ir abandonando mil y un caminos que, hasta entonces, han vivido como una posibilidad. No recuerdo la juventud como la época de mis decisiones, sino como la de mis renuncias. Renuncié a mil sueños y caminos. Una decisión suponía descartar muchas otras opciones. ¡Qué difícil era decantarme por una u otra cosa!

Aún a veces me parece estar oyendo al pescador en aquella taberna con el sonido del mar de fondo decir: «Érase una vez un extraño y lejano planeta. Era todo agua».

Y, tal y como lo oía, abrí la cajita donde lo guardé y tecleé.

¿Por qué saltan los delfines?

1

Érase una vez un extraño y lejano planeta.

Era todo agua.

Una gruesa capa de hielo lo cubría, como si de un manto de cristal se tratase. El planeta era, pues, una canica enorme de hielo, rellena de agua salada y cubierta por brumosas nubes.

Se llamaba planeta Mar.

Lo cierto es que el planeta Mar era un planeta extraño.

Aunque bello, muy bello.

2

El planeta Mar era enorme, gigante, tenía miles y miles de kilómetros. La luz del sol se filtraba a través del hielo y eso permitía que, en su interior, dentro del agua, no hubiese oscuridad. En caso contrario, vivir bajo el agua habría sido como estar dentro de una habitación oscura.

Bajo el agua, la luz era tenue y azul.

En el planeta Mar vivían únicamente animales marinos, que nadaban bajo la superficie de hielo.

Para las especies acuáticas, el gran manto que cubría el mar era un techo duro y frío y, nadasen por donde nadasen, el techo estaba siempre ahí. Podían nadar hacia delante, hacia atrás, hacia abajo, hacia arriba, pero si ascendían hacia la superficie, topaban con ese techo sólido e impenetrable.

Los peces lo llamaban el Gran Límite.

Como su mundo siempre había sido así, el Gran Límite no representaba problema alguno para los peces. Más bien al contrario, delimitaba claramente hasta dónde podían y no podían llegar. Y, después de todo, tener un límite no deja de ser algo que establece un orden.

La especie reina del planeta Mar era el delfín. Era la más inteligente y dominaba el planeta.

Había una manada de delfines singular. Era la más numerosa del planeta Mar. La formaban delfines jóvenes, delfines mayores, delfines ancianos y algunos recién nacidos. Era una manada unida, en la que reinaba la paz. A ella pertenecía un delfín de cuatro metros, joven, ágil y fuerte, llamado Drop. Drop era un delfín alegre, valiente, curioso y, sobre todo, con unas enormes ganas de vivir.

Un buen día, Drop subió hasta la superficie y rozó suavemente con su aleta el Gran Límite. Tal vez fue el tacto suave y frío del hielo, o quizá el brillo que irradiaba, pero el caso es que Drop se planteó algo que nunca hasta entonces se había preguntado ningún otro delfín del planeta Mar.

Preguntó a su madre:

—Madre, ¿por qué el mar tiene un techo?

—Es el Gran Límite, hijo mío. Es el punto más alto al que podemos llegar —le dijo, al tiempo que acariciaba el lomo de su hijo.

Drop tenía una curiosidad insaciable.

—¿Y qué hay al otro lado? ¿Qué hay más allá del Gran Límite?

Esa pregunta incomodó a la madre. Drop lo percibió, y no entendió por qué. Su madre intentó disimular su malestar:

—No hay nada, hijo mío. No hay nada más allá. Olvídalo y nademos hacia el fondo.

3

Pasaron varios años.

Como en todos los grupos de delfines, eran los más ancianos quienes tomaban las decisiones que concernían a la manada. Ese grupo se llamaba el Consejo de Ancianos.

En cierta ocasión, Drop pasó junto al Consejo de Ancianos, los cuales deliberaban a una prudente distancia del resto de la manada. Se suponía que Drop no debía estar ahí, pero nadie se percató de su presencia, y el joven delfín pudo oír lo que decían.

—Nuestros alimentos se acaban. Algunos delfines están empezando a percatarse. Ya no hay tanta comida como antes, cuando nos bastaba media hora diaria de caza para alimentarnos. Ahora es menester nadar varios días y lo que encontramos es cada vez más escaso —se lamentaba uno de los viejos delfines del Consejo.

Dom, el delfín más anciano de la manada, también el más sabio, al que todos respetaban por su sabiduría y su bondad, tomó la palabra:

—Siempre se dijo que un día llegaría el final. Amigos, creo que ese día se acerca. Todos lo sabíamos, sabíamos que no estábamos aquí para siempre, que llegaría un día en que los delfines nos extinguiríamos. Tenía que haber un final. ¿De qué os sorprendéis?

Drop se estremeció. ¿Era cierto lo que acababa de oír? ¿Iban los delfines a desaparecer?

El Consejo de Ancianos debatió unos minutos más y acordaron no desvelar nada todavía al resto de la manada. Era preferible que tomasen conciencia poco a poco de que el final estaba próximo. Si compartían ahora tal terrible desenlace, los delfines se desesperarían y podría suceder cualquier cosa. Era fundamental, ahora más que nunca, mantener unida a la manada.

Sin embargo, Drop se había enterado de todo.

4

Drop pasó los días siguientes muy angustiado.

Era verdad que cada vez precisaban más tiempo para hallar alimentos y que la comida escaseaba. Él también se había percatado. ¿Qué estaba sucediendo en el planeta Mar? A pesar de que al Consejo de Ancianos le desagradaría saber que había estado escuchando a escondidas, no pudo contener más su preocupación y, en un momento en que Dom estaba solo, lo abordó:

—Venerado Dom...

El sabio y bondadoso delfín más anciano del planeta Mar se volvió hacia el joven:

—Drop, muchacho. ¿Cómo estás? ¿Qué deseas?

—Verás, no tuve intención... Sencillamente estaba practicando un poco con mi aleta izquierda, pasé junto al Consejo y...

—No debes disculparte. Me di cuenta.

Drop se azoró un poco, sin poder disimular su vergüenza.

—Dom, oí decirte que el mundo se acaba.

El viejo delfín dudó, pero no podía engañar al joven delfín.

—Sí, es tal y como lo oíste. Va a ser el final de los delfines. Está próximo y nada podremos hacer para evitarlo. Los alimentos del planeta Mar se están acabando.

—¿Cómo es posible?

—Es así.

Dom mantuvo silencio. A Drop, que era un delfín de una intuición especial, le bastó ese silencio para comprender que el más sabio de la manada estaba intentando protegerle de algo.

—No temas por mí. Dime qué sabes.

—No, Drop. Es mejor que no. Ya sucedió con tu padre y no quiero que vuelva a suceder ahora contigo. Tu madre no me lo perdonaría nunca.

—¿El qué? ¡Quiero saberlo! No puedes ocultármelo. ¿Qué le sucedió a mi padre? —gritó Drop.

5

Drop había lanzado esa última pregunta con un nudo en la garganta.

Nunca conoció a su padre. Su madre apenas le había hablado de él, pues pereció cuando él era aún un delfín de pocas semanas. Siempre que había intentado hablar de ello con su madre, esta eludía el tema.

Dom no quería dejar a Drop sin respuesta.

—Verás, no es la primera vez que nos sobreviene esta carestía de alimentos. El año en que naciste sufrimos una situación parecida. Estábamos desesperados. No había comida por ninguna parte. La manada nadó durante semanas y no encontrábamos nada que comer. Los delfines más pequeños iban muriendo. Tú eras un recién nacido y estabas cada día más débil. Tu padre no quería verte morir... ¡su propio hijo! Y me hizo la misma pregunta que tú, Drop. Me preguntó cuál era la solución...

—¿Y se la diste?

—Ese es el problema. Le conté la leyenda de Mist.

—¿La leyenda de Mist?

—Sí, una leyenda que nadie sabe si es cierta. Y me equivoqué. Y mi error le costó la vida. Por eso no quiero hacer lo mismo contigo ahora. Tu padre murió intentando salvarnos a todos. No deseo que corras la misma suerte.

Drop se puso muy serio.

—Si estoy vivo, significa que mi padre nos salvó, ¿no es así? Cuéntame lo que pasó.

Dom le miró fijamente. Sabía que Drop era como su padre: valiente, fuerte, decidido y generoso. Y que, si le contaba la leyenda de Mist, el joven delfín no dudaría en partir en su búsqueda. Eso significaría, probablemente, su muerte. Después de todo, la de Mist era eso, una leyenda transmitida de generación en generación. Podía ser cierta, pero podía ser solamente una leyenda.

—Dom, ¿no te das cuenta de que, intentando protegerme, acabaré igualmente muriendo por falta de alimento?

Dom sabía que Drop tenía razón. Tras unos instantes de reflexión, pidió al joven nadar juntos y alejarse de los demás. Al cabo de un rato, el viejo delfín tomó aire y dijo:

—Drop, cuenta una leyenda que en el planeta Mar hay una gota de agua que contiene un secreto.

—¡¿Cómo?! ¿Una gota de agua? ¿Y tiene un secreto?

—Sí, un secreto. No sé de qué se trata. Pero, de generación en generación, desde hace muchos miles de años, se ha contado esta historia. Se dice que más atrás en el tiempo de lo que tú y yo podamos imaginar, el primer delfín de nuestra especie ocultó el secreto de la vida en esa gota de agua. Y que esa gota de agua está en alguna parte del mar.

—¿Dónde?

—Nadie lo sabe. Es una gota de agua, perdida en la inmensidad de los océanos. Y en ella reside el secreto de la vida. Habría que recorrer todos los océanos, todos los mares, recorrer este planeta de arriba abajo buscando... Es una empresa imposible para un delfín.

Drop se percató de que la tarea era imposible. Además, cualquier delfín que abandonase la manada sería un delfín muerto. Ningún delfín sobrevive en solitario. Un eventual viaje en busca de Mist, la gota de agua que poseía el secreto de la vida, era un viaje a la muerte.

Pensar en la muerte le condujo de nuevo a su padre.

—¿Qué le sucedió a mi padre?

A Dom se le enturbiaron los ojos. Y, desviando la mirada, dijo:

—Partió en busca de Mist... y nunca regresó. Le conté esta misma leyenda. Tu madre nunca me lo perdonó, espero que tú sí lo entiendas. Estábamos tanto o más desesperados que ahora.

— ¿Y encontró a Mist?

—Está claro que no. Ya te he dicho que no regresó jamás.

—Y entonces, ¿cómo hemos sobrevivido todos estos años?

—Hallamos por casualidad una reserva. El mar en el que has vivido estos años. Había comida abundante. Por eso tu madre cree que me precipité al permitir a tu padre ir en busca de Mist. Ella sostiene que fue innecesario. Pero esta es la última de todas las reservas. Ya no quedan más lugares en el planeta Mar donde haya alimentos. La vida se está acabando, Drop. Mira cómo estamos...

6

En aquel preciso instante, apareció la madre de Drop e irrumpió en la conversación.

—¡Dom, maldito viejo! ¿Qué andas contándole a mi hijo?

—Madre, espera, espera, no te enfades —intervino Drop—, fui yo quien quise saber la leyenda de M...

—¡No puedo creerlo! ¡Te mataré! ¡¿No tuvisteis bastante los ancianos enviando a su padre a la muerte?! ¿Quieres también acabar con mi propio hijo?

—¡Madre —intervino de nuevo Drop—, no soy un niño! Soy un delfín joven, ya puedo decidir qué riesgos debo y no debo correr.

—¡Silencio! ¡Este es un asunto entre Dom y yo!

Dom bajó la mirada. Esperó a que la madre de Drop se serenase un poco.

—Sé lo duro que resultó perder a tu amor cuando Drop era solamente un niño. Pero comprueba la manada. Estamos en una situación desesperada. Estamos atrapados y necesitamos el secreto de la vida.

Ha llegado el momento. A mí no me importa qué delfín decida correr el riesgo de ir en su busca. Sé que eso puede significar la muerte, pero yo estoy obligado a contar la verdad sin esconder los peligros que entraña. Solamente cada delfín puede decidir qué hacer después.

La madre miró a su hijo. Ya había perdido a su amado, quien había dado la vida por todos, pensando que no había más alimentos en el planeta Mar. Sin embargo, todo había resultado una quimera, una leyenda del Consejo de Ancianos, que jamás reconocería su error. El planeta Mar era muy muy extenso. Ella sostenía que, si habían hallado una reserva, podían encontrar otra. Y no estaba dispuesta a perder ahora a su hijo por la misma razón.

—Lo siento, hijo, pero no vas a...

Drop interrumpió:

—Madre, conoces las leyes de nuestra especie. Un delfín adulto es un delfín libre. La vida es de uno mismo. Solo a uno le corresponde la responsabilidad sobre su propia vida y los riesgos que quiera asumir. No puedes retenerme. Debes aceptar que sea yo quien elija mi propio destino.

Y añadió:

—Deseo encontrar a Mist. Y entregaros el secreto de la vida.

7

Una vez tomada la decisión, no quedaba más que someterla a la aprobación final del Consejo de Ancianos. Por supuesto que la ley decía que cada delfín era dueño de su propio destino, mas era preciso que el Consejo de Sabios bendijera la decisión, con el fin de que fuera una decisión favorable para el conjunto de la manada.

Uno de los más ancianos tomó la palabra.

—Yo no estoy de acuerdo. Creo que es una locura. ¿Dónde está Mist? Y aunque Drop la encontrase, ¿no es absurdo que una gota de agua pueda revelar un secreto? ¡Las gotas de agua no hablan! Y si no hablan... ¿cómo van entonces a explicar nada? Las leyendas son bellas y se han transmitido de unos delfines a otros y todos las hemos escuchado con atención y veneración, pero son solamente leyendas. Han tenido una función, nos han inspirado, han servido para aprender a respetarnos los unos a los otros. Sin embargo, estamos hablando de un absurdo, de una locura. No podemos encomendar a un delfín la misión de darle sentido a algo que no lo tiene. Ya sucedió con su padre. Y jamás regresó.

A la madre de Drop le satisfizo el discurso de aquel delfín.

El siguiente en tomar la palabra fue otro anciano. Meditó antes de decir:

—Aparte de que tenga o no sentido la leyenda de Mist, es un objetivo imposible. Un delfín no sobrevive lejos de la manada, eso lo sabemos todos. ¿Por qué obligamos a Drop a algo que sabemos que es inalcanzable? ¿Por qué lo enviamos a la muerte por el mero hecho de que nosotros vayamos a morir? ¿No es este el consuelo del ignorante?

Drop estaba cada vez más asustado. Lo que decían los sabios, le gustase o no, era cierto.

Sin embargo, pensó en su padre. Había dado la vida por él y, de alguna forma, quería demostrar que su sacrificio tuvo un sentido. La grandeza de su propósito podía con los riesgos. Miró a su madre. Esta le devolvió la mirada. Sabía lo que estaba pensando. Tenía miedo de perder a su hijo. Había perdido ya a su amado. Y su mirada traslucía ese temor.

Sin embargo, su madre, aceptándolo, le dijo:

—Hijo mío, tu vida te pertenece. Haz lo que dicte tu corazón.

8

Pocos momentos antes de partir, mientras se despedía de sus más fieles amigos, Dom, el delfín más sabio, llamó a Drop a un lado.

—Creo saber algo acerca de Mist.

—Dime, cualquier indicación será importante. ¿Sabes en qué latitudes está?

—No, lamentablemente. Se trata de otra cosa.

—Dime, pues, venerado Dom.

—Sé que es muy difícil que encuentres el secreto de la vida. Ni tan siquiera estoy seguro de que exista. Ahora bien, si de algo tengo certeza es que, si lo lograses, si llegaras a conocer el secreto de la vida, te hallarías ante algo tan grande, tan inmenso, que te será imposible no sentir miedo. Un secreto así es demasiado grande. Y el miedo que te invadirá será proporcional a tal grandeza. El miedo lo mata todo, Drop. Así que, si ese momento llega, mira a tus miedos a los ojos. Ten fe.

Tales palabras conmovieron al joven delfín. No eran vanas. La sabiduría del anciano albergaba, a su vez, la de muchas generaciones anteriores. Después, Drop avanzó hasta su madre y se despidió de ella con un afectuoso roce.

—Hijo mío, tu padre partió hacia el norte. Si tomas tal dirección, quizá lo encuentres o averigües qué le sucedió.

Besó a su madre y después partió.

Podía ir en cualquier dirección.

Decidió ir hacia el norte.

9

Durante las primeras horas de nado, Drop se mantuvo tranquilo. Todavía podía regresar si decidía echarse atrás.

Pero, a medida que el silencio se hizo presente, echó de menos a los demás delfines. Por primera vez, era plenamente consciente del silencio del mar.

Ningún delfín sobrevive fuera de la manada. Se expone a demasiados peligros. En grupo, cada delfín tiene una función y una misión; y la ayuda y cooperación entre todos los miembros aseguran la supervivencia. Ahora estaba solo. Y llegaría un punto en que no podría volver atrás. La soledad se apoderaba paulatinamente del joven delfín y de su estado de ánimo.

Drop nadó y nadó, deslizándose suavemente a través del agua.

Y estaba cada vez más fría.

10

Drop no recordaba cuándo sucedió.

Se había detenido a descansar y se había quedado dormido. Se despertó y reemprendió la marcha cuando, de pronto, le pareció ver algo. En efecto, a unos cincuenta metros por debajo de él se dibujaba la silueta de un enorme pez. Tanto la distancia como las corrientes no le permitían ver con claridad. Era una figura deformada y oscura que, suspendida en el mar, parecía observarle.

—¡¿Quién eres?! —gritó Drop.

Pero la sombra no contestó.

Drop no distinguía bien de qué animal se trataba. Hubiese jurado que se trataba de otro delfín. ¿Habría enviado el Consejo de Sabios a alguien de la manada para protegerlo? ¿Sería su propia madre, siguiendo sus pasos? Y, de repente, le sobrecogió un inquietante pensamiento: ¿sería el espectro de su padre?

Volvió a preguntar, esta vez con más fuerza:

—¡¿Quién eres?!

El misterioso visitante tampoco contestó.

Drop optó por aletear muy rápido y alejarse de él.

11

Pasaron varios días.

Drop proseguía nadando en dirección norte. El agua estaba ya helada. Pronto, su cuerpo no resistiría las bajas temperaturas. Se sentía cansado. Apenas había conseguido alimentarse durante el viaje. Lo

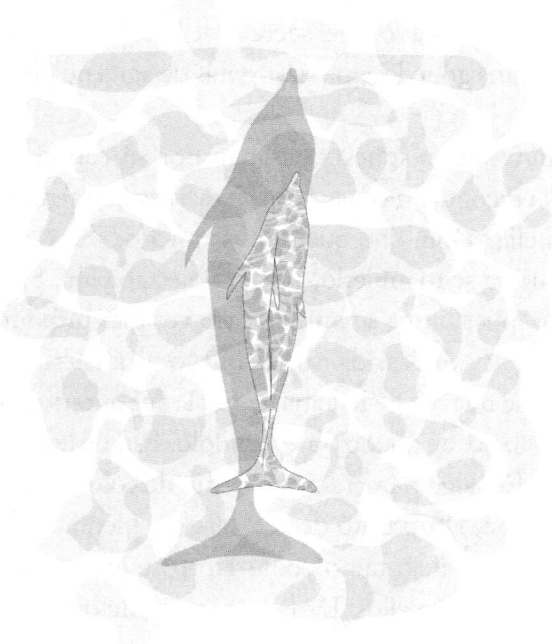

que más le inquietaba era que no tenía ni una sola información acerca de Mist. No había a quien preguntar. Excepto aquella misteriosa aparición y algún minúsculo y perdido pez que le había servido de alimento, no se había cruzado con nadie desde su partida.

Presa del abandono, comenzó a cuestionar su misión: ¿no era absurda? ¿No había la misma probabilidad de encontrar a Mist en el norte que en el sur y que en cualquier otro lugar? Si nadie sabía dónde estaba Mist, ¿tenía sentido buscar tan lejos? ¿Había tomado la dirección errónea?

Por unos instantes pensó que su acto de valentía no había sido más que un burdo ejercicio de vanidad. Nadaba en solitario hacia ninguna parte, perdiéndose en el océano para morir solo en un punto remoto del planeta Mar tratando de dar con una gota de agua cuya existencia ni siquiera se había probado. Y el secreto de la vida, ¿qué era? ¿Cómo iba a revelárselo una gota de agua si las gotas de agua no pueden comunicarse?

Más preguntas sin respuesta pasaban por su cabeza: ¿cómo era Mist? ¿Cómo la reconocería cuando la viera, si es que alguna vez lograba acercarse a ella? Dom dijo que sentiría miedo. ¿Sería esa la pista? Lo cierto es que ya sentía miedo, y Mist no estaba ahí. Su miedo era cada vez mayor, pues intuía su muerte cada vez más próxima.

Sumido en tales dudas, divisó de nuevo al misterioso visitante. ¿Qué hacía ahí de nuevo? Se hallaba, como la vez anterior, unos cuantos metros más abajo. Se quedó observándolo. Estaba lejos. Solamente veía su sombra. Era algo parecido a un delfín de color negro. Esta vez, en lugar de alejarse, Drop trató de acercarse a él lentamente. Sin embargo, el visitante se alejó tanto como Drop se aproximaba, manteniendo la distancia entre ellos. Drop se percató de que el inquietante animal no permitiría que llegase hasta él, así que optó por no sumergirse más.

Por unos momentos, la extrañeza y el temor de que alguien desconocido lo estuviera siguiendo dio paso a una cierta paz. Después de todo, estaba solo y prefería tener compañía, aunque ignorase de quién.

Si aquel animal marino quería seguir su estela, sería cosa suya.

Y Drop partió de nuevo, todavía rumbo al norte.

12

Pasaron cinco días más.

Drop estaba exhausto. Llevaba dos días sin comer. Sus fuerzas menguaban. El frío era insoportable. Apenas notaba sus aletas. Pensó en regresar hacia el sur, pero algo le decía que debía llegar hasta el norte absoluto del planeta Mar. Una intuición, una fuerza interior, un magnetismo especial parecía guiarle en tal dirección. Sus pensamientos sobre lo absurdo de su viaje que días antes le asediaron habían desaparecido ya por un terrible motivo: como ya no había vuelta atrás había dejado de tener sentido dudar.

De pronto, vio que, un poco más adelante de donde se encontraba, el agua se tornaba de un azul claro y pálido que nunca había visto. Se hallaba a escasas millas del Polo Norte del planeta Mar. Lo supo: «Si cruzo este punto, no habrá retorno. El frío me restará todas las fuerzas que me queden y no podré nadar», pensó. Traspasar el umbral que le separaba del Polo Norte, era una muerte asegurada. No tenía certeza alguna de que Mist pudiera estar en aquella región. Pero había llegado hasta allí, llevado por las palabras de todos, por la intuición de su madre, por la confianza del Consejo de Sabios y por su propio afán. Por todos esos motivos, Drop siguió adelante.

13

El frío era ya tan intenso que Drop apenas podía mover la cola. Las aletas parecían no responderle. Se le empezaban a cerrar los ojos. Había recorrido las pocas millas que le separaban del Polo Norte. El frío era muy intenso. Miró a su alrededor, haciendo un esfuerzo extraordinario.

Estaba en el punto más septentrional del planeta Mar. Buscó y, sin embargo, Mist no estaba ahí. Cayó en la desesperación. Todo había sido una quimera, como había advertido aquel anciano. Un viaje a ninguna parte o, mejor dicho, un viaje a la muerte.

En aquel momento, Drop se desvaneció y empezó a hundirse hacia las profundidades. El mar lo atrajo con suavidad y Drop, casi inerte, se precipitó hacia el abismo del océano.

Mientras caía hacia el fondo del mar, pudo abrir los ojos.

Entonces vio a aquella sombra que lo había perseguido durante el viaje.

Al límite de sus fuerzas, Drop pensó que ese delfín o ese enorme pez o lo que fuese esa extraña sombra que le había estado siguiendo sabía algo acerca de él y de su misión. En caso contrario, no se habría aventurado a ir tan lejos, no habría soportado ese intenso frío, no le habría seguido hasta la muerte. Sí, aquel misterioso acompañante sabía algo. Así que, haciendo acopio de las pocas fuerzas que le quedaban, decidió ir en su busca. Con un rápido movimiento de aleta, se revolvió y apuntó directamente hacia el oscuro y misterioso animal. Por fin pudo distinguir su silueta con claridad.

¡Sí que era un delfín!

El otro delfín reaccionó con rapidez y huyó hacia abajo. Ambos apuntaron hacia las profundidades. Drop, ya sin más objetivo en su mente que darle alcance, inició un vertiginoso descenso hacia el fondo. Pero, sistemáticamente, siempre anticipándose, el misterioso animal volaba a su misma velocidad hacia las profundidades del mar.

La presión era muy alta. Si seguía sumergiéndose, reventaría. Pero si el otro delfín aguantaba, él también podía. Así que siguió hacia el abismo.

A tanta profundidad, la luz escaseaba.

—¡Más abajo, más abajo, vamos aguanta! —se animaba a sí mismo Drop, mientras la tenebrosidad se intensificaba.

Drop apenas le había ganado unos pocos metros al enigmático delfín. Nunca lo alcanzaría. Y su silueta negra era indistinguible. No es que lo hubiese perdido de vista, sencillamente ya no había luz. Había buceado a tanta profundidad que la oscuridad lo envolvía por completo.

14

Entonces, Drop, se desvaneció levemente.

No distinguía entre arriba, abajo, derecha o izquierda. Estaba mareado, embriagado. Todo era penumbra a su alrededor, no tenía puntos de referencia y la cabeza le daba vueltas. Rodó hacia abajo. Movía las aletas y la cola, pero sin ton ni son. El frío era absoluto; la presión, insoportable; sus fuerzas se habían consumido.

Era el fin.

Y sintió miedo.

A punto de morir, un pensamiento cruzó por su mente. ¿Por qué el misterioso delfín lo había conducido a la oscuridad? Estaba claro que quería que lo siguiera. Si en ese negro abismo ambos hallarían la muerte, ¿por qué lo había atraído a tanta profundidad? ¿Qué pretendía mostrarle?

Y fue entonces cuando cayó en la cuenta de algo. De algo que siempre había estado ahí, de algo que todos los delfines podían haber sabido pero que solo en la completa negrura uno podía constatar.

Si en lo más profundo no había luz era porque... porque... porque... porque la fuente de luz que iluminaba los océanos se hallaba... ¡fuera del agua!

Los delfines jamás se habían preguntado acerca de la luz. Siempre habían creído que el planeta Mar era brillante en su interior porque sí. Pero ahora que había llegado hasta el más profundo abismo y había descubierto la noche absoluta, era fácil deducir que el planeta Mar no tenía luz propia. Y que, por tanto, ¡la luz provenía del exterior!

Drop se estremeció. La luz se encontraba más allá del Gran Límite. Y si la luz provenía del exterior, significaba que ese delfín, el que supuestamente lo había guiado hacia la muerte, no era más que... ¡su propia sombra, proyectada por la luz exterior! ¡Claro! De eso se trataba. Aquel delfín era la proyección de sí mismo. Su propia sombra le había mostrado el camino hacia la oscuridad y esta le había mostrado la verdad sobre la luz. La luz provenía de más allá del Gran Límite, ahí donde todos aseguraban que no había nada. El Gran Límite era algo que se podía traspasar. Había algo más allá.

Fue en ese momento, con los ojos cerrados, a punto de morir, pero habiendo comprendido todo, en total comunión con lo más profundo del mar y de su propia sombra, cuando apareció ante él una gota de agua pura y blanca.

Era Mist.

15

Drop tenía los ojos cerrados, así que Mist no estaba más que en su propia imaginación, en su más profundo interior. Mist no era una gota. Era, sencillamente, su última visión, su última exhalación. El punto final de la vida, que alberga el secreto de esta.

El Gran Límite y Mist eran un espejo de sí mismas.

La última luz antes de morir y la luz que ves al nacer.

Mientras se hundía en el abismo, se percató de que esa era su elección. Dejarse morir o arriesgarse a vivir.

Mist o el Gran Límite.

Mist era el final de la vida, donde el secreto de esta se halla.

Pero no quería morir.

Solo le quedaba una opción: el secreto tras el Gran Límite. La verdadera fuente de vida. La luz.

Fue entonces cuando todos sus miedos se desvanecieron. Pensó en su padre. Él había dado su vida por los demás. Sintió la fuerza y el infinito poder de su amor, y eso convirtió la mayor de las locuras en el mayor de los propósitos.

16

Drop nunca supo de dónde sacó aquellas fuerzas.

Agitó su cola. Primero despacio y luego más y más deprisa. Tomó impulso y nadó hacia arriba sin pensar. A medida que ascendía, la oscuridad fue desapareciendo y la luz, inundando su alrededor. Abrió los ojos y se dirigió a toda velocidad hacia la superficie, hacia el inquebrantable techo que había privado a los delfines durante siglos y siglos de trascender más allá de la superficie.

Un techo de hielo, un gran muro, unos doscientos metros más arriba despedía luz. En lugar de asustarlo, eso infundió seguridad a Drop. ¡Había luz al otro lado! ¡Había vida!

Era una locura, pero su fe podía más. Se dio más y más impulso, con todas sus fuerzas, apuntó con el morro hacia el Gran Límite. Solamente le separaban cien metros de un choque que podía ser letal.

—¡Más rápido, Drop! —se animó a sí mismo—. ¡Más rápido!

Solo cincuenta metros. En ese momento dudó un instante, pues el techo se aproximaba hacia el Gran Límite a una velocidad vertiginosa. Si no había nada detrás, moriría a causa del impacto. Pero decidió seguir confiando. Así que aceleró aún más y más, y más todavía. Drop parecía un misil. Diez metros. Cinco. Dos. Uno. Sin cerrar los ojos y, con una sonrisa, Drop dio un último y gran coletazo.

17

Afuera, en algún lugar del planeta Mar, tras miles de años de inactividad, el hielo permanecía seco, frío y compacto. El viento soplaba con fuerza y se llevaba la nieve dispersa. Unas aves surcaban el cielo azul, ajenas a lo que estaba a punto de suceder. El silencio era absoluto.

De pronto, un increíble crujido rompió la paz y miles de pedazos de un fino cristal de agua y hielo salieron despedidos hacia el cielo, como si de un volcán en erupción se tratara.

Y emergió de entre el hielo, majestuoso, un bello delfín.

Ese ejemplar, un joven delfín de cuatro metros, se elevó en el aire a una altura inconcebible, por encima del hielo, fuera del mar.

Fue el primer salto en toda la historia de los delfines.

Drop había pasado al otro lado del Gran Límite.

Por primera vez, observó el mar desde el aire y no desde dentro del agua. Había salido de su medio natural, estaba fuera del mar, lo que ningún delfín había logrado nunca. Y tomó conciencia de que no había nada que temer. Los delfines podían saltar.

El Gran Límite no era más que una fina capa de agua helada y no había sido su morro ni su nariz ni su cabeza, sino su fe, impulsada hacia arriba por su propia valentía, la que había roto el hielo.

Era imposible describir el sentimiento de grandeza de Drop en el punto más álgido de su salto. Se había arriesgado a amar la vida y, a cambio, voló. Sintió los rayos del sol en su lomo: recibía directamente el calor y la luz en su propia piel.

Era vida.

Vida.

¡Vida!

Tras su imponente salto, cayó al mar, zambulléndose en el agua. Buceó unos metros hacia abajo, tomó impulso de nuevo y volvió a saltar, rompiendo más fragmentos de hielo y abriendo otro espacio más entre el mar y el cielo. ¡Qué frágil era el Gran Límite! Lo que durante años creyeron que era un muro inquebrantable resultaba ser nada más que agua cristalizada. Dio otro salto más y siguió abriendo más brechas en el hielo. El que tantos años había sido el Gran Límite se desvanecía hecho pedazos en un mar de amor a la vida.

El planeta Mar se había consumido a sí mismo todo aquel tiempo porque todas las especies se limitaban a subsistir, siendo alimento unos de otros hasta menguar por completo.

Y por eso el mar se helaba.

Pero ahora Drop ya sabía cómo evitarlo.

18

El descubrimiento del secreto de la vida dio a Drop las fuerzas que necesitaba para viajar de regreso hasta la manada.

Tras varios días de viaje hacia el sur en que, de vez en cuando daba un salto y rompía el hielo, halló a la manada, resignada, esperando su fatal desenlace.

Cuando Drop se aproximaba a ellos, gritó:

—¡Saltad! ¡Saltad! ¡El Gran Límite no existe!

—¡Es Drop! —señalaron algunos de los delfines.

—¡Nos pide que saltemos fuera del mar!

—¡¿Cómo?!

—¡Saltad! ¡Volad! ¡Los delfines podemos saltar! —gritaba Drop.

Y Drop realizó otro formidable salto, rompiendo en mil pedazos el hielo bajo la atónita mirada de los de su especie.

Se formó un gran revuelo.

Los delfines del Consejo de los Sabios negaban con la cabeza, sin comprender:

—¡Es una locura!

—¡Nadie puede traspasar el Gran Límite!

Pero los más jóvenes ya estaban saltando y, para asombro de todos, regresaban al agua una y otra vez, mientras una fina capa de hielo se despedazaba sobre sus cabezas y se disolvía en el agua del mar.

Y todos los delfines corrían la voz:

—¡Saltad, saltad!

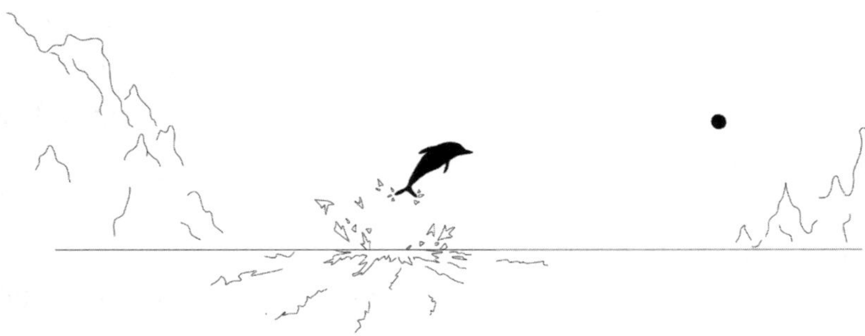

19

Un delfín de la manada viajó hasta una manada vecina y les dio el mensaje.

Y un delfín de esa segunda manada hizo lo propio.

Y la manada de más allá, también, así como todas las del planeta Mar.

En pocos días, miles de delfines saltaron y saltaron, y hacían correr la voz, y seguían saltando para acabar definitivamente con el manto de hielo que no permitía a la luz y al calor penetrar el mar.

Y la luz del sol trajo la vida de nuevo al interior de los océanos y los mares.

Fue cuestión de poco tiempo que nacieran algas de nuevo en el fondo del mar. Y las algas repoblaron el plancton, que dio alimento a los peces, a los crustáceos, y a los miles y miles de especies que habían ido extinguiéndose.

Millones de años después, gracias a aquella evolución del planeta Mar emergieron montañas, árboles, rocas y ríos. Y nacieron nuevas especies y plantas. Aquel mismo planeta fue rebautizado y pasó a ser llamado planeta Tierra, y es el planeta en que viven los hombres, el hogar en el que aconteció esta historia.

* * *

Nosotros no lo podemos recordar, pues de todo esto hace siglos. Ni tan siquiera existíamos como especie. ¿Que por qué lo sé? Bueno, creo que os lo he contado al principio. Esta historia me la relató un pescador que cayó al mar y fue salvado por un delfín. Ese delfín le reveló, mientras lo llevaba a tierra firme medio inconsciente, el origen de la vida en la Tierra.

¿Crees que no es cierto?

¿Que esto no pasó en verdad?

¿Que el pescador que me contó esta historia no existió o, si existió, la inventó?

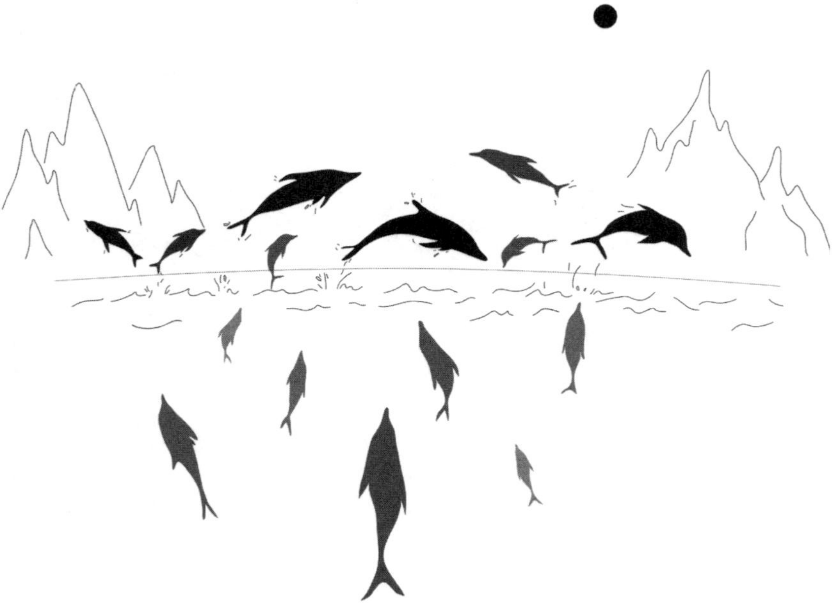

Si eso piensas, visita el mismo pueblecito que yo, busca al pescador que remienda redes en una barquita frente a la playa. Ve en invierno, cuando no hay nadie. Lo reconocerás enseguida porque lía cigarrillos y bebe licor de regaliz.

Y cuando lo encuentres, pregúntale: «¿Por qué saltan los delfines?».

Te responderá: «Porque saltar los hace felices. Y su felicidad, en forma de saltos, asegura que el mar siga siendo mar».

Eso te dirá.

Ese pescador, los delfines, yo en su día y ahora tú también conocemos el secreto de la vida. Que los límites aprendidos durante la infancia son los desafíos de la juventud. Que el miedo al futuro arruina el presente. Y que, en definitiva, arriesgarse por amor no es morir.

Es vivir.

5

Madurez y amor

La persona más buena del mundo

Esta historia la descubrí en plena montaña. En el lugar más insospechado, en la situación más imprevista y por parte de la última persona que uno puede encontrar en lo más profundo de un bosque.

Me gusta mucho practicar el deporte de la bicicleta de montaña. Me encanta meterme en senderos y perderme por los bosques, en plena naturaleza. Me sienta bien para pensar en mis cosas y aclarar mis ideas.

La tarde que me contaron *La persona más buena del mundo* me sentía muy disgustado. Había roto con la persona con la que creía que pasaría el resto de mis días. Decidí salir en bicicleta para desconectar y recuperar el ánimo. Estaba muy triste.

Empecé a pedalear y llegué más lejos que en otras ocasiones. En un momento dado, me metí por un sendero muy estrecho y empinado. Nunca había pasado por aquel camino. Lo que era un sendero se tornó un torrente seco, lleno de piedras, un descenso muy técnico. En uno de los pasos, accioné el freno delantero y estuve a punto de dar la voltereta, lo que habría supuesto un buen batacazo. Lo salvé. Pero decidí que era el momento de dar media vuelta. Estaba descendiendo demasiado y no sabía a dónde conducía aquel torrente. Regla número uno del que pedalea a solas: cuando un camino se complica, es mejor claudicar y deshacerlo en sentido contrario. Encaré mi bicicleta en dirección opuesta y me disponía a escalar a pie la subida cuando oí que alguien gritaba:

—¡Socorro!

Agucé el oído.

—¡Socorro! —oí de nuevo, esta vez con total claridad.

—¿¡Hola!? —llamé.

—¡Aquí, aquí! —alguien respondió.

Me llevó unos minutos encontrarlo.

Era un hombre de unos sesenta años, vestido de montaña, llevaba botas y unos bastones de senderismo. Había salido a caminar por el monte y se había perdido. Tratando de encontrar el camino de regreso, se había metido en aquel torrente y se había torcido el tobillo. Apenas podía tenerse en pie. Por fortuna, llevaba conmigo el teléfono móvil, y pude dar la alarma. Debía acudir en su busca un equipo de rescate. Expliqué por teléfono cómo veía la situación al equipo de emergencias y me dijeron que intentarían sacarlo en camilla, a pie. Pero cuando les di la ubicación y la comprobaron, me llamaron de nuevo al móvil y me confirmaron que debían rescatar al herido con un helicóptero.

Me indicaron que lo mantuviese hidratado, que inmovilizase su tobillo y esperásemos. Y eso hicimos. Tardarían un par de horas en acudir.

En un momento dado de la espera, hablando de esto y de aquello, le pregunté si vivía cerca o si, por el contrario, había venido desde otra población para hacer aquella excursión.

—He venido desde la India —me respondió.

Arqueé las cejas.

—¡¿Cómo?! —pregunté.

El hombre sonrió.

—¡Es una forma de hablar! Soy misionero. Sí que he venido desde la India, pero no para hacer esta excursión. Mi misión ha terminado. He vuelto a mi país, al mundo desarrollado. Estoy, desde hace unas semanas, en una parroquia de la capital.

Me contó que había pasado la mayor parte de su vida en Calcuta, una de las ciudades del mundo con mayor número de pobres y personas que se levantan todos los días sin saber si cuando llegue la noche habrán podido comer. Me contó muchas cosas sobre la India. Y luego de la vida. Y, sin saber muy bien cómo, nos pusimos a hablar sobre mí. Le conté que había tenido un gran disgusto con una persona a la que quería mucho y que me encontraba un tanto desorientado. Era mi primer desamor. Le confesé que me sentía mal y que quizá era yo quien no había estado a la altura y había sido el culpable de la ruptura, pero yo consideraba que tampoco me habían querido como yo necesitaba, y que me había sentido desatendido en el amor. Experimentaba una confusión de sentimientos. De pronto, no sabía muy bien qué era el amor y cómo debía amar. No sabía a ciencia cierta cuánto amor dar a la próxima persona de la que me enamorase y cuánto amor pedirle.

El misionero me escuchó con atención, pero no dijo nada.

—Bueno, ustedes los religiosos no pueden tener una relación amorosa estable. Han hecho votos —observé—. Así que no creo que pueda comprenderme muy bien.

—¡Oh, te equivocas! Los religiosos somos médicos del amor. Nos dedicamos a eso, a entender el amor.

Su respuesta me sorprendió.

—Verás —prosiguió—, conocí hace unas pocas semanas a una mujer que pasó casualmente por la parroquia a la que me han destinado. Me hizo una pequeña confidencia y traté de consolarla. No supe muy bien todo lo que le había pasado, pero después de hablar conmigo recibió una carta de su madre, la cual le ayudó a comprender cómo debía relacionarse con el amor. Desde entonces, de vez en cuando, damos un paseo juntos y hablamos sobre la bondad. Creo que el helicóptero tardará un rato aún. ¿Quieres que te cuente su historia?

Y me la contó.

Una historia de amor relatada por un misionero, que nunca conoció el amor de pareja. Pero que era todo un experto en bondad.

Supongo que, antes, querréis saber cómo acabó el rescate.

El helicóptero llegó cuando era casi de noche. Así que no solo tuvieron que subir en la camilla al misionero, sino también a mí y, después, mi bicicleta.

Cuando esa tarde había salido a pedalear, lo último que podía imaginar era que iba a acabar el día colgado de una cuerda subiendo a una caja de hierro con aspas suspendida en el aire.

Eso le dije al misionero mientras ya volábamos hacia el hospital donde lo atenderían.

Rodeados del ensordecedor ruido del helicóptero, me respondió:

—Así es el amor. No sabes a dónde te lleva hasta que no lo das. Y, cuando lo has dado, a menudo te preguntas, ¿por qué demonios lo di? Ya ves dónde te ha traído tu buen corazón... ¡A un helicóptero! ¿A que no te lo podías imaginar cuando saliste de casa en bicicleta hace unas horas? Pues así es el amor. Lo das sin saber, te hace daño, pero lo sigues dando sin arrepentirte. Por eso se llama amor.

Y, con el recuerdo de mi bicicleta sostenida en el aire, comparto con vosotros esta historia, hasta hoy dormida, y que arranca así: «La persona más buena del mundo era una mujer».

La persona más buena del mundo

1

La persona más buena del mundo era una mujer.

Se llamaba Lu y era tan buena que incluso había gente a la que Lu caía mal. «No se puede ser tan bueno», afirmaban. O bien: «Es que es tan buena que despierta sospechas», decía otro. Y una de sus amigas llegó a sentenciar: «Tanta bondad me resulta falsa».

Pobre Lu.

Porque lo cierto era que Lu no pretendía nada de todo eso. Lu pensaba en los demás antes que en sí misma, y priorizaba el bienestar ajeno, ver a los demás estar bien, poner una sonrisa en sus rostros, prepararles una comida con la que se chupasen los dedos, lograr que se sintieran a gusto. Si Lu hubiese sabido lo que aquellas (eran pocas) personas murmuraban sobre ella, le habría sentado muy mal. Porque Lu se desvivía realmente por los demás. Y lo hacía sin esperar nada a cambio. De niña, en clase de religión, aprendió algo que se le quedó grabado para siempre: «Hacer felices a los demás te hará feliz a ti».

Y Lu, ya con seis años, lo que anhelaba en la vida era una sola cosa: ser feliz.

2

Pasaron los años.

Lu estudió secretariado de administración, se casó y tuvo dos hijas. Vivía junto a su marido y acogió a su suegra en casa cuando esta enviudó. Trabajaba por las mañanas en una gestoría llevando contabilidades y durante las tardes se ocupaba de su casa y de todo lo demás.

Se sentía bien, dichosa.

Pero, no sabía por qué, no se sentía feliz como ella esperaba.

A menudo se preguntaba el motivo. Y se esforzaba en ser más buena. En darse más a los demás. La entrega desinteresada le brindaba momentos de alegría, de disfrute y, de alguna manera, le indicaba el camino de lo que debía hacer, de sus prioridades, de lo que era y no era importante.

Sin embargo, la felicidad que experimentaba no era suficiente. Le faltaba algo, y Lu no sabía qué era. Sentía, a menudo, como un agujero en el estómago, como una leve sombra que no permitía que el sol iluminase plenamente su corazón. No estaba deprimida y jamás había experimentado desilusión o tendencias a la tristeza. No, no era eso lo que le sucedía. Era otra cosa distinta. Como si le faltara algo. ¿Pero qué? Amaba a su marido. Su marido la amaba. Se entregaba por completo a sus dos hijas, que ya iban a la universidad; cuidaba de su suegra, todavía en casa; tenía una excelente y cariñosa relación con su hermana; tenía buenos amigos; todo el mundo, excepto las pocas personas a las que incomodaba su bondad, la consideraba una muy buena persona. «¡Qué buena es Lu!», «¡Tenéis una madre!», «Lu es la esposa ideal», «Es monísima, siempre predispuesta, siempre de buen humor».

Lo había logrado.

Había conseguido hacer felices a los demás y, sin embargo, ella no era totalmente feliz.

3

La semana en que Lu averiguó por qué no era feliz fue una semana increíblemente intensa. Sucedieron en pocos días muchas cosas.

Todo empezó un lunes. Por la mañana, en el trabajo, le sonó el móvil. Era su hermana mayor.

—Tenemos que vernos, Lu.

—¿Qué pasa?

—El inquilino del piso de papá y mamá. Por fin ha fallecido.

—¡Hermanita! ¡¿Cómo puedes decir eso?!

—Bueno, bueno, entiéndeme bien. Lo siento. El pobre anciano... Era una buena persona, pero la renta que pagaba era una porquería. Y yo necesito el dinero. Estoy peor que nunca, Lu.

A su hermana no le habían ido bien las cosas. Durante la juventud se juntó con malas compañías y no prestó atención a los estudios. Luego fueron las distintas parejas, tuvo mala suerte. Fue de una relación a otra, cada vez peor, perdiendo su capacidad de amar y de esperar algo del amor. Ahora, con cuarenta y pocos, seguía en el paro, ya sin prestación de desempleo, sacando un dinerito de aquí y de allá con trabajos esporádicos mal pagados. Alguna vez Lu le había prestado dinero, de sus propios ahorros, nunca se le habría pasado por la cabeza pedírselo a su marido. Quedaron para tomar un café a media mañana.

Lu se dirigió hacia la cafetería recordando lo que su madre les dijo a ambas en el lecho de muerte: «Papá y yo no hemos hecho testamento. Cuando yo fallezca, pagáis lo que quede por pagar, no dejéis nada a deber a nadie. Vendéis el piso y mantened el otro apartamento en alquiler. Preferimos no decidir a quién dejamos qué. Sois dos buenas hermanas que siempre os habéis llevado bien. Habladlo y decidid vosotras cómo repartir nuestras cosas».

En efecto, vendieron el piso en que vivían, repartieron el dinero a partes iguales y mantuvieron el apartamento en alquiler al anciano que acababa de fallecer. Cuando tuvo lugar el reparto, su hermana estaba pasando una época bastante buena. Tenía un trabajo que parecía que iba a ser definitivo, pero acabaron prescindiendo de ella. «Los ordenadores lo hacen todo y ya no me necesitan», le explicó a Lu.

—Lu, no quiero que volvamos a alquilar el piso. Estoy en las últimas. Tengo deudas, bastantes. Ese piso es mi única salvación. Lo siento, pero no quiero alquilarlo más. La mitad del alquiler que recibimos no me alcanza ni para los intereses. Estoy al borde de la ruina, y necesito parar esto —dijo, con voz temblorosa, mientras encendía un cigarrillo.

—Hermanita, ¿estás bebiendo otra vez?

—Muy poco, Lu —aseguró, desviando la mirada—. Hoy lo necesito. Déjame que me tome un martini. Estoy nerviosísima.

—¿Un martini? Son las once y media de la mañana...

De vuelta al trabajo, Lu sabía que acababa de salvar la vida a su hermana. No estaba segura de si lo que había hecho era lo que sus padres hubiesen querido. Eso daba igual. Lo que sus padres querían era que ellas decidieran libremente. Y eso había hecho ella, decidir libremente y renunciar a esa parte de la herencia. Renunciaba al apartamen-

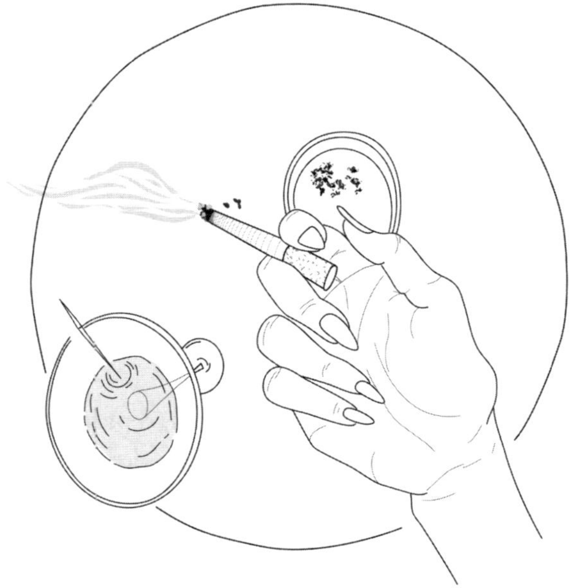

to, la segunda mitad de la herencia de sus padres. A ella le iba bien, tenía su sueldo, el negocio de su marido, les quedaba solo una tercera parte de la hipoteca por pagar y asumían perfectamente la cuota mensual con los ingresos de ambos. Habían logrado ahorrar, tenían su «colchoncito», como a ella y su marido les gustaba decir cuando conseguían engrosarlo un poquito más, de mes en mes.

Sí, había sido una gran renuncia.

Pero había visto a su hermana respirar. Se echó a llorar y la abrazó, cuando la oyó decir:

—Quédate tú el piso. Pero prométeme que dejarás de beber.

Su hermana lo prometió entre sollozos. Colmó de besos a Lu, le dijo cuánto la quería y que era la mejor persona del mundo. Lu no logró evitar emocionarse. Se le enturbiaron los ojos y una lágrima se deslizó por su rostro. ¡La quería tanto! Cuando las dos se hubieron serenado, le contó que, con la venta, lograría dejar a cero todas sus deudas y que todavía le sobraría algo con lo que rehacer su vida personal y profesional.

—No lo sé. Tal vez montaré un pequeño negocio. Una tienda o un bar —dijo mientras daba otro sorbo de martini.

—Necesitas poner orden, pensar bien. Va a ser tu gran oportunidad. Estoy muy contenta de haber podido ayudarte —le dijo Lu, antes de volver al trabajo.

Lu subió las escaleras de la empresa donde trabajaba. Durante todo el camino se había sentido muy muy feliz. Había hecho feliz a su hermana y, con su increíble renuncia, podría rehacer su vida.

Sin embargo, le sucedió, de forma más intensa, lo que venía experimentando hacía varios años. Se sintió mal. Se sintió triste. ¿Por qué? ¿No acababa de hacer feliz a una de las personas que más quería del mundo?

4

Pocas veces Lu llamaba a una amiga para desahogarse.

Pero ese martes, al día siguiente, su tristeza no había desaparecido. Necesitaba saber qué le pasaba y pensó que, hablando de ello, pondría orden en sus sentimientos y aclararía la inquietud que reinaba en su corazón.

Llamó a su mejor amiga, la del colegio, la que nunca se pierde. Los lazos que se forjan en la infancia no desaparecen nunca. La amiga de su vida, a la que le confiaba todo, la que supo de su primer amor y ella del suyo, la que fue su testigo de boda, la que, de hecho, le presentó a su marido. La amiga del alma, Jes.

A Jes le gustaba mucho quedar con Lu. Nadie sabía escuchar como ella. Además, Lu no la juzgaba. Se limitaba a prestar atención, tratando de entenderla, de ponerse en su lugar. No como aquellas personas con las que quedas y mientras les hablas de tus problemas te das cuenta de que están pensando en los suyos, que por su cabeza pasan otras cosas y hacen como que te atienden. No, Lu no era así, Lu escuchaba y sabía entender.

Se citaron en la pizzería donde solían comer durante su juventud. Era su lugar preferido, la mesa de siempre. El sitio de los recuerdos y tantas cosas vividas. Era sentarse ahí y viajar al pasado, a los amores y desamores, a las discusiones con sus padres porque no las dejaban salir hasta más tarde, a los sueños y decepciones.

De camino al restaurante, Lu estuvo pensando en sus padres. ¿Querrían realmente que ella hubiese renunciado a la mitad de la herencia por su hermana? Le disgustaba plantearse eso. Había sido su propia decisión, ¿por qué necesitaba preguntarse si a sus padres les habría parecido bien? ¿No le bastaba su propio criterio?

Lu recordó los años en que, tras acabar los estudios de Administración, su madre enfermó. No quiso moverse de su propia casa y no tenían dinero para una enfermera o cuidadora. No hubo forma de convencerla de ingresar en una residencia. Y los últimos tres años fueron muy intensos. Había que pasar cada tarde por casa de su madre, asearla, hacer la habitación, dejarle preparada la cena y la comida del día siguiente, y limpiar la cocina. No pudo contar con su hermana. En aquellos años ella estaba viviendo con un energúmeno, un tipo que la tenía engañada y que la metió en el alcohol. Fueron los tres años en que trató de sacarse las oposiciones a funcionaria del Ayuntamiento. Llegaba a casa agotada y no le quedaba otra que estudiar durante las noches.

Suspendió.

Le faltaron las tardes para estudiar. Pero ella no podía faltar a su madre. No consiguió el empleo que tanto anhelaba, se tuvo que conformar con la gestoría. No le gustaba su trabajo, pero el sacrificio había valido la pena porque dio a su madre los últimos años de vida que ella había querido: ir apagándose en casa y no en una residencia.

Llegó a la pizzería con un nudo en el estómago.

¿Por qué estaba recordando todo eso? ¿Por qué estaba sintiéndose mal? ¿No había hecho lo que quiso en cada momento? ¿No se había sentido dichosa todas aquellas tardes, tras dejar a su madre acostada, aseada y su casa recogida?

Jes estaba sentada y había pedido un refresco.

Se dieron un abrazo.

—¡Qué ilusión que me hayas llamado! —le dijo su amiga.

Pidieron lo de siempre. Una pizza de cuatro quesos y una hawaiana.

—No sé cómo puede gustarte la piña en medio de una pizza.

Jes siempre le decía lo mismo. Las dos se echaron a reír.

—No lo sé. Quizá no debía haberle dado todo el piso a mi hermana. Es verdad que, con mi parte, habría cancelado toda mi hipoteca. Mi marido está siempre agotado con su pequeño negocio y eso le habría dado un respiro. Pero mi hermana está en las últimas. Si no la ayudo, acabará alcoholizada.

—Bueno —respondió Jes—, mi situación fue muy distinta cuando fallecieron mis padres. No les quedaba nada. Apenas algo de saldo para pagar el sepelio. ¿Recuerdas? Murieron los dos en el mismo mes. Yo creo que mi padre murió de pena porque, la verdad, no tenía nada. Yo pienso, Lu, que cuando una pareja se quiere de verdad, son como dos mitades, no puede estar el uno sin el otro. Y yo no sé tú, pero con mi marido no es esa la sensación. No es que estemos mal ni pasando una mala época. Es, sencillamente, que a veces pienso que si él no estuviese, yo podría perfectamente seguir adelante, creo incluso que podría, en poco tiempo, enamorarme de otra persona. No quiero que me malinterpretes, no te estoy diciendo que desee estar con otros hombres, pues seguramente pasaría una larga temporada sola, viajando y apuntándome a cursos que siempre me han interesado. Pero, verás, yo aspiro a tener una relación más intensa con el que sea mi marido, a que una tenga la certeza de que es una mitad de ti misma, y eso no es lo que siento y, de hecho, si he de serte sincera, creo que nunca la tuve. O sea, me casé enamorada, tú lo sabes mejor que nadie, yo estaba loca por él; pero era una locura, pues eso, de pasión, irracional. Y, con el tiempo, no sé a ti, pero a mí eso se me fue y, ¿sabes?, ahora que has hablado de tus padres, pues me ha venido a la cabeza todo esto. No pensaba contártelo, pero cuando has sacado el tema, me he dado cuenta de que esto es algo que me preocupa más de lo que yo misma creo, y me gusta hablarlo contigo, que eres mi amiga. ¿Tú que crees, Lu?

5

Lu pagó la cuenta.

—Tranquila, es la norma, ya lo sabes. Quien convoca, paga. Es lo que siempre hemos hecho.

La comida no le sirvió a Lu. Volvió a casa peor de lo que había salido del trabajo. Y eso que Jes estaba pletórica. Se había desahogado y había sacado mil demonios de los que ni siquiera era consciente, como le había dicho.

«Quedar contigo es como hacer terapia. Nadie sabe escuchar como tú.»

Lu era la amiga perfecta de Jes. Y Jes era la amiga a quien ella podía haber hecho más feliz. Porque, todo sea dicho, Jes no era fácil. Tenía mucho carácter y era veleidosa y caprichosa. Emprender un viaje con ella podía ser una tortura si uno no tenía paciencia y flexibilidad para adaptarse a los planes.

«El viaje a Florencia que hicieron cuando tenían veinte años fue una pasada.» Eso decía siempre Jes. Aunque a Lu le faltó entrar en los Uffizi. Pero, bueno, así queda algo por lo que volver, le dijo cuando claudicó al dedicar el último día a ir de tiendas, que era lo que más deseaba Jes.

Cuando llegó a casa, su marido ya estaba allí.

—¿Y eso? ¿Qué haces aquí tan temprano?

—Bueno, me he tomado la tarde libre para pasarla contigo y, de una vez por todas, planificar ese viaje que desde hace dos años venimos posponiendo.

Lu se echó a los brazos de su marido. Sentía unas profundas ganas de llorar. No se sentía bien y, de pronto, recibir ese detalle de su marido le había emocionado de veras. Pronto, recuperó el ánimo. Preparó un bizcocho y un chocolate caliente, lo sirvió en la cocina y, junto a su marido, se conectaron a internet para sopesar posibles destinos.

—No, no —dijo él—, no hay discusión. Nos vamos a Florencia. Cuando fuiste de joven con tu amiga Jes te quedó pendiente visitar las galerías de arte de los Uffizi. Así que nos vamos a Florencia.

—Amor, pero tú has estado cuatro veces en Florencia. Con el instituto, cuando estudiaste en la universidad, con la primera empresa en la que trabajaste y en las bodas de plata de tus padres. ¡No vamos a ir a un destino en el que ya hayas estado tantas veces! Hay mil sitios donde no hemos estado ninguno de los dos...

—Bueno, visto así, quizá tengas razón. Además, Florencia está aquí cerca y puedes escaparte cualquier fin de semana con alguna de las niñas.

—Venga, pues vamos a mirar otros países.

Lu no recuerda cómo acabaron decantándose por Egipto. Ella no soportaba el calor y, a pesar de lo fascinante del arte egipcio, no le atraía nada la Historia Antigua. ¡Pero su marido se emocionó tanto cuando se le ocurrió la posibilidad! Lo había visto tan motivado que no quiso aguarle la fiesta. Iría a Egipto porque, después de todo, ver feliz a su marido era lo que le haría feliz a ella. Tomaron el bizcocho y repitieron chocolate. Su marido no paraba de visitar páginas web sobre Egipto, cada vez más ilusionado y expectante. Lu sonreía y asentía, demostrando la misma ilusión que él, aunque no la sintiera. ¡Lo veía tan tan feliz!

Esa noche, ya acostados, se sentían más unidos que nunca.

6

El miércoles fue un día muy extraño.

Lu se levantó apesadumbrada. Era como si su cuerpo estuviera inerte y tuviese que arrastrarlo. Por primera vez en su vida se preguntó si no estaba empezando a experimentar cierta depresión o, cuando menos, tristeza.

No entendía por qué.

Cuantos la rodeaban, sus hijas, su suegra, su marido, sus amigas, su hermana… todos habían pasado los últimos días a su lado y ella los había hecho felices a todos. Y, sí, en cada momento había sentido la dicha de ser motor y causa de la felicidad ajena. Pero, al poco, se había sentido extraña y vacía.

Se sentía mal consigo misma.

Y lo peor de todo, se sentía egoísta.

Fue a trabajar, pero no logró concentrarse demasiado. Fue un mal día, cometió varios errores tontos debido a despistes por falta de atención. Tenía la cabeza en otro lugar. Eran sus emociones. Algo dentro de ella no la dejaba pensar con claridad.

Cuando salió de trabajar, decidió dar un paseo. Respirar, reflexionar sobre su vida. Caminó hasta un gran parque, no demasiado lejos de su casa. Vio a unas madres con sus niños jugar. «Las

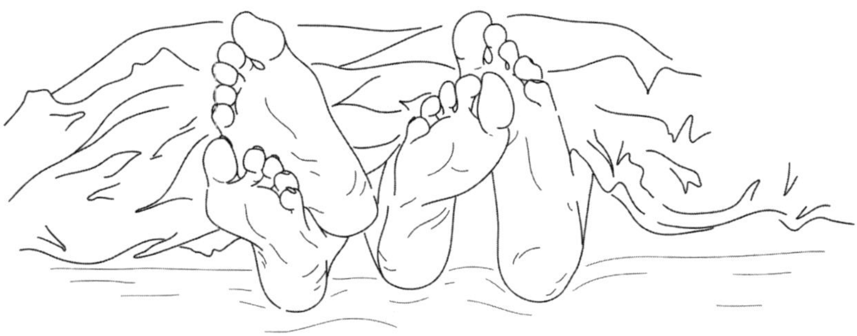

madres amamos sin mesura», pensó. En eso consiste ser madre. Y pensó en cuánto quería a sus hijas. Con ellas era distinto. No había necesidad de hacer nada para hacerlas felices. Solo quererlas, darles cariño y amor. Hacer feliz a un hijo es hacer que se sienta querido, y no hay nada más. Con los hijos todo es muy difícil, pero lo básico es tan tan sencillo, pensó para sí misma. Solo quererlos, sin más. Con las demás personas, hermanos, padres, familiares, amigos... era distinto.

Al final del parque encontró, al otro lado de la calle, una pequeña iglesia. No la había visto nunca. Lu no practicaba el culto habitualmente, pero se había educado en un colegio de monjas y, a su manera, creía en Dios. No supo por qué, pero entró.

Había cuatro o cinco personas diseminadas por los bancos. Algunas velas encendidas. Mucho silencio. Avanzó hasta uno de los bancos y se arrodilló. Levantó la vista y vio a Jesús en la cruz. El mayor sacrificio posible. Dar la vida por amor, para salvar a los demás. A menudo se había interrogado sobre la santidad de Jesús y sobre si era realmente el Hijo de Dios. Tenía muchas dudas. Pero, en aquel momento, la imagen le conmovió profundamente. De pronto, las lágrimas asomaron a sus ojos y no pudo evitar el llanto. Se la oía sollozar perfectamente. Dos de los feligreses se volvieron a mirar. Sacó un pañuelo del bolso y se secó las lágrimas.

Justo en aquel momento, oyó una voz detrás de ella.

Era un anciano. Cabello blanco. Delgado. Vestido sencillo. Pantalón gris, camisa blanca y un jersey también gris. Sus ojos eran claros. Despedían luz.

—Perdone que la moleste. La he oído llorar. ¿Está usted bien?

—Sí, sí, disculpe...

—¡No, no! Faltaría más... No está prohibido llorar en la iglesia. Algunas personas lloran de tristeza, otras de alegría, otras conmovidas por el perdón... ¿Es de este barrio, pertenece a esta parroquia?

—No, no... he pasado por aquí por casualidad. No me encuentro muy bien y he sentido la necesidad de entrar.

—Me llamo Jonás. Soy el párroco. ¿Puedo sentarme un momento a su lado?

A Lu le incomodó un poco la petición. Ella había entrado en la iglesia para meditar, porque necesitaba un poco de paz interior. No a que la sermoneasen. Aunque, a decir verdad, aquel anciano sacerdote parecía una buena persona. Y no lo veía muy por la labor de adoctrinarla.

—¿Sabe? Yo fui misionero. Muchos años.

—¿Ah, sí? —preguntó Lu—. ¿En qué país?

—En la India. Calcuta. La Ciudad de la Alegría... Ya sabe. Santa Teresa de Calcuta. Pertenecí a su misión. Fueron los años más felices de mi vida. Ahora, ya mayor, me han obligado a regresar aquí. La verdad, me aburro un poco. A mí no me gusta gestionar una parroquia. Mucho papeleo. Los gastos, los donativos... ¡uf! Eso sí, he recuperado las excursiones por la montaña y los bosques mediterráneos. Me encantan... En la India hay selvas, pero no hay bosques como los de aquí.

—Nunca he estado en la India.

—Bueno, es un lugar que no deja indiferente. O te enamora o te repele. A mí me enamoró.

—Mucha pobreza, ¿verdad?

—Sí, pero mucha felicidad.

—Eso es algo difícil de comprender para los que vivimos tan cómodamente, con agua corriente, comida caliente en el plato, alimentos frescos en el supermercado todos los días, transporte privado y público, ducha diaria... ¿Cómo pueden ser tan felices en la India?

—Pues porque la felicidad no la aseguran los bienes materiales ni las comodidades. Desde luego, ayudan. Pero la felicidad no viene de ahí.

—¿Me va a decir que viene de Dios? —exclamó, sin darse cuenta de su retadora frase—. ¡Oh, discúlpeme! No debí decir eso...

El anciano sacerdote rio.

—No ha de disculparse. La pregunta es de lo más pertinente. No, Dios no da la felicidad.

—¿Entonces?

—La felicidad la da el amor.

—Pero es lo que yo hago. Amar a los demás. Y no sé por qué, no soy feliz. Eso fue lo que me prometieron. Desde pequeña, las monjas... ya sabe. Haz feliz a los demás y tú lo serás. Llevo muchos años renunciando a casi todo lo que deseo para hacer felices a quienes me rodean. Y no me siento bien. Me siento triste. Y, para más inri, nunca mejor dicho —levantó la vista al crucifijo—, me siento culpable.

El anciano suspiró profundamente.

—Cuando estaba en la India, aprendí algo muy importante.

Lu lo miró interrogante.

El anciano prosiguió:

—Ves tanta gente necesitada, tantos mendigos e indigentes, que te los llevarías a todos a tu propia casa. Pero no puedes. Es imposible. Ni la Madre Teresa podía acoger a todos los pobres que llamaban a su puerta. Debía seleccionarlos. Dejaba pasar y acogía a algunos, y descartaba a otros. Nadie puede salvar a todo el mundo.

—¿Eso fue lo que aprendió?

—No exactamente. Lo que aprendí fue que, para seguir ayudando a otras personas, debía cuidarme tanto a mí mismo como a los demás. Si yo no estaba sano y fuerte, si no comía lo que debía, si no descansaba cuando debía, no podía seguir sacando de la indigencia a niños, mujeres y ancianos. Yo comía mejor que cualquiera de ellos. Pero mi orden religiosa no me envió a la India a hacer ayuno y abstinencia. Me envió a la India a ayudar a personas que lo necesitaban.

—Entiendo.

Ambos se quedaron en silencio un buen rato.

—¿Y por qué me cuenta esto? —preguntó Lu.

—Pues no lo sé. Quizá porque, la verdad, sabe usted escuchar. Y no hay mucha gente que sepa escuchar. Espero haberla ayudado.

—Puede ser, no lo sé. Estoy muy confundida.

El anciano se levantó y dijo:

—Recuerde bien lo que dijo Jesús...

—Verá, no le sepa mal, yo no soy muy creyente... No se ofenda si le digo que tengo serias dudas de que Jesús sea...

—¡Oh, eso no importa demasiado! Quédese con lo único que nos enseñó: «Amarás al prójimo como a ti mismo».

—Eso vengo haciendo precisamente, padre.

—No, no. Mucha gente no sabe interpretarlo. Invierta la frase. «Ámate a ti mismo tanto como al prójimo.» La frase debería ser válida tanto dicha del derecho como del revés. Si no es así, no se sostiene ni en un sentido ni en el otro. ¿No cree?

Y le guiñó el ojo.

7

El día siguiente fue, probablemente, el día más bonito de la vida de Lu.

Cuando estaba en el trabajo, pensando en la extraña conversación con el viejo misionero, de pronto, sonó su teléfono móvil.

Era su hermana.

—Necesito que nos veamos, Lu —dijo.

—¿Hay algún problema con el apartamento?

—No, no. Nada de eso. Todo lo contrario. Es por otra cosa. Hay algo que me gustaría darte.

—No tienes que regalarme nada como agradecimiento, de verd...

—No se trata de eso —interrumpió su hermana—. Es otra cosa que te pertenece y que debía haberte dado hace mucho tiempo.

Se encontraron en la misma terraza que tres días atrás. Lu pidió un café con leche. Su hermana pidió... ¡un agua con gas!

—Te prometí que lo dejaría y lo voy a dejar, hermanita —le dijo tras comprobar cómo Lu había arqueado las cejas, sin darse cuenta.

—Y bien, ¿qué quieres darme?

Su hermana extrajo un sobre de su bolso. Estaba abierto.

—Verás, Lu, pocos días antes de morir mamá, me entregó este sobre. Había dos cartas en el interior. Una para ti y otra para mí. Lo lógico era que las hubiese guardado en sobres distintos y nos hubiese dado a cada una nuestra correspondiente carta. Pero eran los últimos días y mamá tenía ya pocas energías. Me las dio, sin más. Supongo que pensó que, en cuanto viera que una de las cartas era para ti, te la daría. Pero no lo hice, Lu. Me siento muy mal por ello. Y te pido perdón. No te enfades conmigo.

—¿Y por qué no me la diste?

—Pues porque pensé que, si te la daba, cuando llegase el momento de recibir la herencia, no lograría persuadirte de que me cedieras una mayor parte. Es así, Lu. Es triste, es patético, deleznable. Pero las personas que bebemos y tenemos deudas, debido al alcohol, estamos enfermas. No es una excusa. El pasado lunes me cediste la mitad del apartamento. Y lo necesito. Pero no puedo aceptarlo.

—¿Por qué?

—Lee.

Y le entregó la carta.

Lu se puso a leer.

8

Querida Lu, mi pequeña hija Lu:

Te escribo estas líneas que, probablemente, serán mi despedida. Esto es lo último que, como madre, voy a decirte. Y lo hago porque estoy segura de que será lo que más va a ayudarte como persona, como esposa, como madre de mis dos nietas a las que adoro, como amiga de tus amigas y como hermana.

Tú eres muy buena, Lu. Tienes un gran corazón. Y vives tratando de hacer felices a los demás. En eso eres igual que tu padre. Pero ¿sabes?, como yo conocía bien a tu padre, me ocupaba de protegerlo de su propia bondad. Él daba sin mesura y eso no siempre es bueno. No puede darse por encima de lo que uno necesita y desea para sí, ¿sabes? Y por eso a menudo yo le obligaba a no ceder en determinadas cuestiones y a no ofrecer más de lo que quería ofrecer. Pero no siempre los demás harán eso por ti. Yo lo hacía por tu padre, pero puede que nadie lo haga por ti. Eso no significará que los demás no te quieran. Cada uno vive absorto en sus propios problemas, ensimismado. Los demás no son a menudo conscientes de nuestras renuncias.

Como madre, quiero que seas feliz. Y el mensaje que quiero darte, el último consejo como madre, es que no hagas felices a los demás a costa de tu propia felicidad. Más que nada porque no serás feliz y, a la postre, tampoco podrás seguir repartiendo felicidad.

Yo sé que tu hermana no está bien. Las dos tratáis de ocultármelo. Pero sé que bebe y que debe dinero. Cuando yo fallezca, Lu, no quiero que renuncies a lo que te toca recibir de herencia. Sé que siempre os dijimos que la decisión sobre el reparto sería vuestra. Y habría mantenido ese criterio si no supiera lo mal que está tu hermana y lo fácilmente que tú sobrepasas tus límites, dada tu bondad. La mitad para cada una, Lu. Quiero que sea así. Eso sí, cuida de tu hermana. Haz que deje la bebida y que recomponga su vida. Es una buena chica. En eso las dos sois iguales.

Por cierto, quiero darte las gracias por cuidarme todos estos años. Espero que no te haya afectado en la preparación de las oposiciones. Cuando hayas hecho el examen, dentro de un año, yo sé que ya no estaré aquí. Te deseo mucha suerte y desde el Cielo, espero, haré lo que sea para que apruebes.

Te quiero,
Mamá.

9

Cuando acabó de leer, Lu estaba llorando. Apenas pudo ya leer la firma.

Recordó al misionero: «Ámate a ti mismo tanto como al prójimo». Y, de pronto, una carta de su madre, diciéndole exactamente lo mismo con otras palabras.

Miró a su hermana.

—Lu, no consigo llorar porque tengo un mono que te cagas. Lo que daría por un copazo... —Rio, pero estaba conteniendo las lágrimas.

—¿Por qué has rectificado, hermanita?

—Verás, Lu, cuando llegué a casa, dichosa porque me ibas a dar todo el dinero de la venta del apartamento, me di cuenta de algo.

—¿De qué?

—Me di cuenta de que, si te engañaba, no lograría dejar de beber. Estaría solo ganando tiempo, gracias al dinero. Recomponerse de una adicción requiere abandonar muchos otros hábitos. Y, el primero, es dejar de engañarse. Y engañar a los demás. Especialmente, a los que quieres y a los que te quieren. Una cosa está relacionada con la otra. Transparencia y honestidad con uno mismo no es posible si uno no es transparente y honesto con los demás. Debo hacer las cosas bien. En realidad, con la mitad que saquemos por la venta, podré devolver casi todo lo que debo. Lo que falte, si me pongo en serio a desintoxicarme y trabajar, podré devolverlo.

Lu intervino.

—Yo... De verdad, aunque mamá dijera en su carta... si tú lo necesitas...

—Lu —interrumpió su hermana—, en serio. Mamá tenía razón. Hazlo por ti y, en el fondo, me estarás ayudando. Porque es lo justo. Al final, la injusticia pasa factura por ambos lados. Incluso por el lado del que cede su parte de la balanza.

Ambas hermanas se fundieron en un cálido y fraternal abrazo.

—De acuerdo —dijo Lu—. Pero te acompañaré cada día a rehabilitación. Al menos, al principio. ¿Vale?

—Si te quedas la mitad de lo que saquemos del apartamento, te dejaré llevarme a Alcohólicos Anónimos. ¿Cuánto crees que podemos pedir?

—Bastante. Los pisos están subiendo una barbaridad.

—Guay —respondió su hermana.

Y dio un sorbo al vaso de agua.

10

Cuando Lu llegó a casa, encontró en la mesita de la entrada un sobre de la Agencia de Viajes. Su marido había ido rápido. Estaba como loco con el viaje. Un solo día... ¡y ya tenía los billetes!

Cuando llegó la noche y se acostaron, su marido le dijo:

—Cariño, ya compré los billetes de avión. Falta reservar el hotel. ¿Te ocuparás tú de eso?

—Sí —respondió Lu.

Entonces su marido le entregó el sobre. Aquí están las fechas y los horarios. Un hotel chulo, ¿vale? ¡Nos lo merecemos!

Al día siguiente, ya en el trabajo, Lu aprovechó un momento de descanso para echar un vistazo a los comentarios en TripAdvisor sobre los hoteles de Egipto. Lo que todo el mundo decía era que había que ir, sí o sí, a uno de cinco estrellas. De lo contrario, las medidas de higiene y, especialmente, el tema del agua, podían arruinarte el viaje.

Localizó uno que le gustó y después abrió el sobre con los billetes de avión para comprobar la fecha de llegada y de salida, para hacerlas coincidir con las del hotel y proceder, así, a las reservas.

No pudo creer lo que vio.

Destino: Florencia.

11

—Pero... ¿por qué?

—Cariño, me pillas ahora a punto de recibir a un cliente —respondió a través del móvil su marido, tras Lu telefonearle, todavía con los billetes de avión en las manos.

—Tú ya has estado en Florencia... ¡cinco veces!

—Sí, Lu. Es cierto. Pero voy a decirte una cosa. Hacemos un viaje cada tres o cuatro años. ¿Cierto?

—Lo es.

—Pues me detuve a repasarlos y me di cuenta de que, en todos y cada uno de esos viajes, acabamos yendo a la ciudad que yo prefería. Siempre cediste tú, Lu. Y no es justo.

—Pero...

—Lu, hay algo que quiero que sepas. Yo no puedo disfrutar de un sitio en el que tú no estás disfrutando. No soy tonto. Hace dos días, por la tarde, enseñándote fotos de Egipto sonreías, pero te conozco bien y estabas triste por dentro. Lu, no puedes pretender que los demás seamos felices cuando lo que nos das pasa por encima de tu propia felicidad. Por lo menos, quienes te queremos. Y yo te quiero.

12

Y así acabó la semana en que cambió la vida de Lu.

Lu no podía ser la persona más buena del mundo.

Eso fue lo que aprendió aquella semana. Porque ser la persona más buena del mundo posiblemente entrañe ser la peor persona del mundo para con uno mismo.

La semana todavía le reservaba una última sorpresa. Su amiga Jes la llamó y le propuso ir a tomar algo juntas el sábado por la tarde.

Lu le respondió:

—¿Y eso? ¡Nos hemos visto hace nada!

Jes respondió:

—Lo sé, Lu. Pero tengo que contarte cosas.

Lu se quedó pensativa. Pasaron unos segundos.

Y finalmente respondió:

—No puedo, Jes. Quizá la semana que viene. Te llamo yo si logro hacer un hueco, ¿vale?

Jes se quedó en silencio.

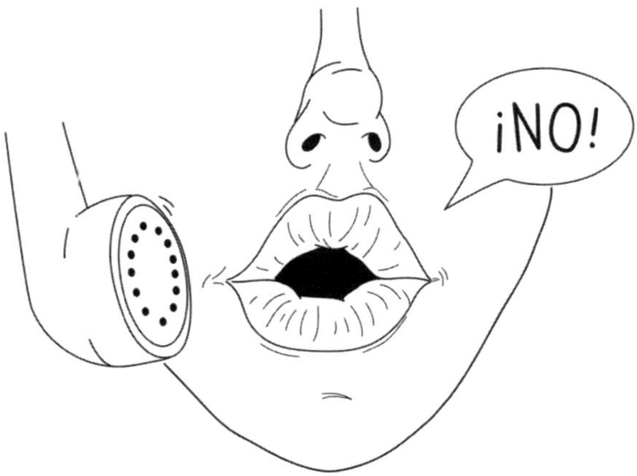

Lu pensó que se había enfadado.

Pero Jes respondió:

—Muchísimas gracias. Eres la mejor del mundo, ¿sabes?

6

Vejez y desapego

La maldita varita mágica

A nadie le gusta perder.

Pero en la vida hay que saber perder.

Más que nada porque uno no puede ganar siempre.

Vejez y derrota... Lo de la derrota me cuesta mucho digerirlo. Soy de esas personas a las que no les gusta perder ni al parchís. Ser competitivo está bien. Pero hasta cierto punto.

Ahora bien... ¿vejez?

No, aún no.

Yo estoy en plena madurez.

Pero me gusta hablar con las personas mayores sobre el paso del tiempo. Me interesa saber, tal vez para prepararme para mi propio futuro, cómo a medida que se cumplen los años y uno se hace mayor las fuerzas menguan, las energías no son las mismas. ¿Cómo es entonces la vida? ¿Cómo son las ilusiones y los proyectos cuando uno envejece?

La primera persona que me habló de esto me dijo que podías bautizar con distintos nombres a este momento vital. «Perder» es uno. Pero otro bien distinto es «soltar». Otro, con más profundidad existencial, si cabe, es «renunciar». Esa persona me habló de algo que me sorprendió: del desapego.

Lo contrario, el apego a las cosas, a los éxitos, a las posiciones, a los cargos, al estatus o al dinero y lo material son la causa de la sensación de pérdida al entrar en la vejez. Y la sensación de pérdida no es una sensación agradable. Porque es una sensación de derrota.

Esa persona era un alto directivo. Alguien con un cargo muy importante: un responsable de una empresa multinacional, de una automovilística. Dirigía un equipo de más de quinientas personas. Su trabajo consistía en organizar muy bien la empresa, cumplir unos objetivos muy difíciles, motivar y, a la vez, presionar para que las personas de la organización sacasen lo mejor de sí mismos.

Su trayectoria profesional había sido impresionante. Empezó como vendedor de coches en un concesionario y acabó dirigiendo a toda la organización. Ascensos, reconocimiento, éxito, dinero.

Todo el mundo lo respetaba y él se hacía respetar. Hablaba con seguridad, se movía con aplomo, tomaba decisiones sin que le temblase el pulso. De aquel ejecutivo yo podía esperar cualquier cosa, excepto humildad.

Lo conocí a tenor de un evento privado. Debíamos mantener un pequeño coloquio acerca de las cualidades del buen trabajador. El coloquio se iba a retransmitir a toda la organización como si de un programa de televisión se tratase. El directivo me pidió que llegase una hora antes de lo convenido para, así, charlar y conocernos un poco, pues íbamos a compartir una hora de debate. En su impresionante despacho de cincuenta metros cuadrados, abordamos todas las cuestiones pertinentes y, cuando ya estábamos alineados en cuanto a los contenidos para tratar y los mensajes que transmitir, nos dirigimos al plató para comenzar el coloquio, el cual se transmitió en directo.

El debate fue muy bien y abordamos cuestiones interesantísimas. Sintonizamos perfectamente y las aportaciones fueron muy útiles para toda la organización, según me contaron días más tarde.

Al acabar, volvimos a su despacho. Habíamos terminado y estaba muy satisfecho con el resultado. Yo también. Me invitó a un café y, de pronto, no recuerdo cómo, empezamos a hablar de los libros que estábamos leyendo y habíamos leído. Intercambiamos los títulos de los que más nos habían gustado y luego me mostró una libreta llena de anotaciones hechas a mano.

Me dijo:

—Mira, cuando leo, anoto en esta libreta lo que considero verdades inmutables y universales. Esta libreta contiene las frases, los pensamientos, las ideas y las reflexiones que más me han impactado. Yo he llegado muy lejos, pero ¿sabes?, a partir de ahora, que he llegado a lo más alto de mi carrera, he de empezar el descenso de la cima. Y he tenido muy claro desde joven que este momento llegaría. Me voy a jubilar dentro de poco tiempo y lo que he ido anotando aquí no son verdades que necesitaba para alcanzar el éxito o para llegar lejos. Son verdades que voy a necesitar cuando empiece el declive de mi vida profesional, de mi físico, de mis capacidades... Cuando te pasas la vida ganando y triunfando, no es fácil empezar a encajar derrotas sin venirte abajo. Se necesita tener muy claro que eso es parte de la vida y, especialmente, se debe trabajar el desapego.

Me quedé estupefacto.

Un hombre potente, de éxito, poderoso, triunfador, y me demostraba que en su interior había ido cultivando la humildad necesaria para cuando empezase a perder.

Antes de despedirnos, me preguntó:

—¿Qué harías si encontrases una lámpara en un desierto, la frotases y apareciese un genio y te ofreciese la posibilidad de pedir tres deseos?

Me quedé pensativo.

Luego respondí:

—¿Cosas para mí o para los demás?

—Para ti.

—Salud, destreza en el piano y paz interior.

Se puso a reír a grandes carcajadas.

—¿Qué le ha hecho tanta gracia? —pregunté.

Y me dijo:

—¿Dispones de quince minutos más o tienes prisa?

—No tengo prisa.

—Pues siéntate, que te narraré un relato que nunca olvidarás.

Y dijo:

—Érase una vez un hombre mayor que se sentía mayor y que se hacía mayor.

La maldita varita mágica

1

Érase una vez un hombre mayor que se sentía mayor y que se hacía mayor.

Había llegado a esa edad en que, si el ánimo no acompaña, se es viejo antes que anciano. La diferencia entre anciano y viejo es simple. El anciano es aquel que tiene mucha edad. El viejo es aquel que perdió la jovialidad.

Todas las personas se hacen ancianas muy despacio, de día en día. Pero se hacen viejas de golpe y porrazo. Debido a un suceso determinado, se les mete en la cabeza que su decadencia es ya una realidad. Y desde ese momento, son viejas.

Nuestro protagonista se llamaba Adán y había cumplido los setenta y un años.

El día en que pasó de ser anciano a sentirse viejo era domingo. Adán se había inscrito, como todos los años, a una caminata popular. No era una carrera, el trayecto se recorría caminando, pero era muy larga: cincuenta kilómetros. Y duraba todo un día. Adán se había mantenido en forma, bien de peso, la mente despierta y la musculatura tonificada. Así que podía, con más de setenta años, permitirse el lujo de sumarse a aquella caminata popular junto a jóvenes y personas en edad madura. Para él era una tradición. Desde que, desde muy joven, todos los meses de julio había participado. No trataba de llegar de los primeros. Tampoco era de los últimos. Sencillamente, le bastaba con terminarla.

O eso pensaba.

Porque ese año, cuando pasó el último de los puntos de avituallamiento, un hombre, que llevaba un peto fluorescente y que pertenecía a la organización, le dijo:

—Lo siento, debe abandonar.

—¿Cómo dice? ¿Por qué? ¡Me encuentro perfectamente para seguir hasta el final! —respondió Adán un tanto contrariado mientras bebía un refresco isotónico y picaba unos frutos secos.

—No lo dudo. Pero estamos fuera de tiempo. La meta está ya cerrada. Hay una hora límite y me temo que ya la hemos rebasado. No se preocupe, le llevaremos en la furgoneta hasta el punto de llegada.

—Vaya... —se lamentó Adán—. Entiendo que debemos esperar a los que vienen detrás, en cualquier caso, para llevarlos también.

—Es que no queda nadie más, caballero. Es usted el último...

Aquello fue la estocada definitiva.

Fuera de tiempo y el último. Vale, nunca había pretendido ser de los primeros. Pero no acabar a tiempo y ser además el único que no ha llegado... Eso no se lo esperaba.

Y a pesar de que había caminado cuarenta kilómetros a buen ritmo a sus más de setenta años, y que eso debería haber bastado para sentirse joven, Adán se derrumbó y concluyó que su decadencia había empezado.

Y se hizo viejo en aquel minuto, aquella tarde, sorbiendo de la bebida isotónica, en pantalones cortos, tras haber recorrido una distancia a pie al alcance de muy pocos.

—¿Vamos? —dijo el hombre de la organización, abriendo la puerta del vehículo.

—No —mintió Adán, mostrando el teléfono móvil—, avisaré y vendrán a buscarme.

—Como quiera —respondió, mientras sus compañeros recogían las cosas del último punto de avituallamiento.

2

Adán siguió caminando.

Pero, a decir verdad, daba tumbos. No seguía el camino directo hacia la meta. Se sentía derrotado y empezó a analizar su situación personal en varios ámbitos.

Seguía en el estudio de arquitectura, pero hacía tiempo que sus proyectos habían perdido luz. Seguía jugando a tenis, pero cada vez lo hacía peor. Seguía sano, pero su presión arterial estaba muy descompensada y la medicación era necesaria ya todos los días. Debía dejar de engañarse. No era joven. Ni adulto. No era anciano. Era un viejo. Un viejo que cada día perdía más y más facultades.

Debía aceptarlo y hacerse a la idea. Dejar de apuntarse a carreras que no podía acabar, de jugar partidos de tenis que sus contrincantes no se merecían, de realizar proyectos que en realidad sus colegas debían pulir, de medir su presión arterial para comprobar si podía eludir la pastilla diaria que, sí o sí, acabaría por ingerir.

Se acabó jugar a ser joven cuando se es viejo, se dijo a sí mismo.

No lloró, pero sintió ganas de hacerlo.

Decidió envejecer con dignidad.

Pero envejecer, al fin y al cabo.

Y, de pronto, a un lado del camino encontró un extraño objeto. Parecía un palo. Pero era un palo perfecto, estilizado, de un material rutilante. Lo tomó. ¿Era de zafiro? Apenas pesaba. Era ligero, a pesar de ser macizo. Remataba el extremo superior una pequeña estrella dorada.

Era una varita mágica. Pero no era un juguete. Parecía de mago profesional.

Adán la acarició. Y notó un pequeño relieve en la base. Eran letras grabadas. Un texto. Decía:

Esta varita mágica pertenece al Hada Eva. No utilizar sin permiso. En caso de encontrarla, llame al teléfono 657 666 451.

Adán no dio crédito. Incluso rio incrédulo. La depositó en la pequeña mochila que había llevado durante la carrera y siguió caminando hasta que, acercándose a las afueras de la ciudad, tomó un taxi hasta el punto de llegada, donde tenía su coche aparcado.

Condujo hasta casa. Se dio una ducha. Comió fruta. Bebió agua. Besó la foto de su mujer, como venía haciendo desde los últimos diez años, cuando ella falleció. Se acostó, tomó la varita, y luego empuñó su teléfono móvil.

Marcó el número indicado.

Hada Eva, leyó de nuevo. Y esbozó una sonrisa, mientras decía para sí: «Ya, un Hada Madrina».

Se oyó el tono de llamada.

—¿Diga? —era una voz de mujer.

Adán se quedó en silencio.

—¿Diga? ¿Quién es? —insistió la mujer al otro lado de la línea.

La voz era especial. Dulce y severa, anciana y joven. Había al otro lado de la línea una persona misteriosa. Adán miró la varita. La acarició. Era de zafiro, sin duda. Maciza. No era normal.

—Yo… —balbuceó Adán— le llamo porque he encontr…

E interrumpió la llamada, movido por una fuerza especial. Una fuerza que parecía provenir de la propia varita.

Su móvil sonó. La mujer le devolvía la llamada.

Adán la desvió. La mujer insistió. Adán volvió a desviarla y después la bloqueó para que no le llamase más.

Había algo que quería comprobar. Era una locura. Pero deseaba hacerlo.

3

Adán se levantó, se puso la bata y las zapatillas, y se dirigió hasta el garaje de su casa, un precioso chalé con jardín que ya se había quedado grande al independizarse sus dos hijos, y mucho más grande aún cuando, años después, enviudó.

Una vez en el garaje, accionó el interruptor de la luz.

Al lado de su coche había un gran bulto cubierto por una funda negra de plástico. Estaba llena de polvo. La retiró. Su antigua moto quedó a la vista. Veinte años parada. Una Harley. Se conservaba bastante bien. Debía haberla vendido cuando, con aquella avería, el mecánico le ofreció comprársela. Arreglarla no valía la pena. Era demasiado dinero. El mecánico, en cambio, a horas sueltas la habría reparado y restaurado. Pero era su moto de siempre. En la que llevó a su mujer cuando eran novios y cuando, sin hijos, viajaban los fines de semana a cualquier ciudad, montaña o playa. Esa moto había compartido con él los momentos más emocionantes y buenos de su vida. Así que le dijo al mecánico, hacía dos décadas, que no, que no estaba en venta, y que moriría con él en su garaje.

Negra y plateada. Algo oxidada en algunos puntos. Sucia y polvorienta. Con el carburador completamente destrozado y los pistones partidos.

La acarició. Retiró un poco el polvo. Luego, tomó la varita que había encontrado horas antes y tocó con ella el motor mientras decía:

—Que se ponga en marcha.

Oyó un sonido lejano, muy débil, como unas campanitas. Pero pensó que había sido su imaginación. Y, por unos instantes, le pareció también que la punta de la varita, la estrella, había brillado un instante fugaz.

Sonrió y negó con la cabeza.

Luego tomó un trapo, lo pasó por el asiento para no dejar perdida de suciedad su bata. La batería estaría también descargada, pensó. Aun así, dejó la varita sobre la mesa de herramientas y se sentó en la Harley. Accionó el botón de encendido.

Al acto, la moto se puso en marcha.

Y el motor sonó como en sus mejores tiempos.

4

La Harley llevaba veinte años parada y estaba averiada. No había probado a ponerla en marcha antes de usar la varita, así que quizá se hubiese puesto en marcha sin conjuros. Adán tenía mentalidad científica, y nada podía darse por cierto si no era comprobado previamente. Había que ponerla a prueba con otra cosa. No sabía por qué se acordó del tocadiscos. Quizá porque existía un punto de conexión entre el vinilo y su vieja moto. Ahora que todo el mundo utilizaba aplicaciones digitales para escuchar música, su tocadiscos había quedado aparcado como la Harley.

Lo sacó, lo desempolvó, lo enchufó, buscó un disco rayado, lo puso y lo dejó sonar. El disco había quedado inutilizado porque a su hijo pequeño no se le había ocurrido nada mejor que tratar de escribir con un bolígrafo sobre el vinilo, cuando era pequeño y estaba aprendiendo las letras. Recordaba a la perfección el estropicio porque su mujer le dijo: ¡qué pena, no encontraremos en ninguna parte este disco!

Adán escuchaba y esperaba con paciencia. Sabía cuál era el punto exacto en que la aguja, debido a la rayada en el disco, se desplazaría y entraría en bucle. Sucedería en la siguiente estrofa.

Y así fue.

En el punto exacto donde esperaba, el disco comenzó a fallar con su característica repetición, propia de los discos rayados. Adán levantó la aguja y la movió un poco más adelante en la canción. La rayada de bolígrafo había sido tan sensacional que prácticamente había echado a perder media canción. Depositó la aguja de nuevo y el disco seguía rayado. La aguja no avanzaba en unos cuantos milímetros de vinilo.

Comprobado.

El disco estaba rayado. Y bien rayado. Media canción, por lo menos.

Detuvo el tocadiscos. Extrajo el disco de la cantante francesa. Lo dejó sobre la mesa del comedor. Se fue a por la supuesta varita mágica. Regresó junto al disco y acercó la punta de la varita a la rayada que, años atrás, su pequeño había hecho en el disco. Y dijo:

—Que vuelva a sonar como si fuera nuevo.

Esta vez el sonido de las campanillas no le pareció tan lejano. Quizá porque lo reconoció. Y el ligero brillo que despidió la punta de la varita también dejó de parecerle producto de su imaginación. Aquella varita parecía mágica.

Tomó el disco. Lo depositó sobre el tocadiscos. Puso la aguja en el principio de la canción y se sentó en el sofá a escuchar, varita en mano.

Cuando la música llegó al punto de siempre, la estrofa francesa sonó completa:

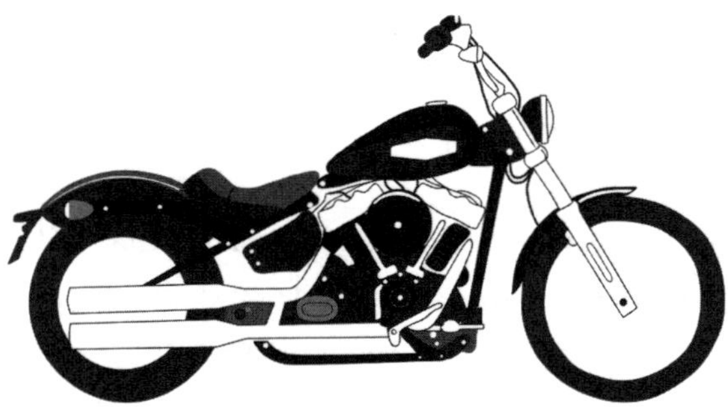

Tous les garçons et le filles de mon âge se promènent dans la rue...

Y, de ahí, hasta el final.

Adán dejó que la canción terminase. Primero, sobrecogido. Luego, pensativo. Cuando el disco llegó al final, se levantó del sofá. Guardó la varita en su caja fuerte. Apagó las luces. Se fue a la cama y, antes de cerrar los ojos, se dijo a sí mismo:

—Solo habré sido viejo por un día. A partir de mañana, las cosas van a ser como antes.

Sonrió y trató de dormir.

Pero no pudo.

5

Mientras desayunaba, a la mañana siguiente, habiendo dormido apenas unas cuatro horas, Adán empezó a pensar cómo proceder con su nuevo hallazgo.

Desde luego, no se pondría en contacto con la tal Eva, la propietaria y ahora más que probable hada. Ni hablar. La varita era mágica. Eso estaba claro. Primero, la moto. Que seguro que no funcionaba. Y luego, el disco de Françoise Hardy. Y ahí no había duda alguna. La varita había reparado de forma milagrosa aquel disco que, segundos antes, estaba completamente rayado.

Era lunes.

Recordó por unos instantes lo acontecido el día anterior.

«Debe abandonar.»

Sonrió para sí. Abandonar. Eso se iba a terminar.

Sentía agujetas de la caminata. Había sido dura. Eso no lo negaba ni le disgustaba. Ni pretendía ser un superhombre. Pero aquella varita iba a corregir lo justo y necesario en aquellas de sus capacidades que precisasen un empujoncito para volver a ser como antes. Como su Harley o como su disco preferido.

Aquel día había una reunión relevante en su estudio de arquitectu-

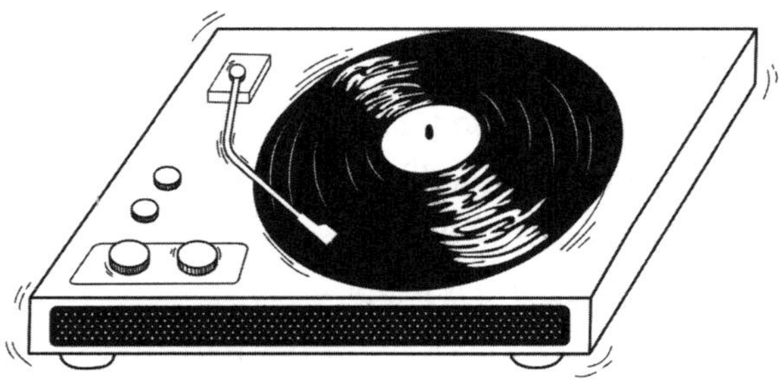

ra. Una importante constructora había organizado un concurso de preproyectos para su sede corporativa. Un edificio de más de veinte mil metros cuadrados que se levantaría en la City londinense. Habían convocado a un total de cuatro despachos de arquitectura punteros. Y uno había sido el que Adán, junto a dos arquitectos jóvenes, había fundado hacía treinta años. Sus socios, a pesar de su edad, y de que Adán debería estar jubilado desde hacía años, habían respetado su continuidad en el estudio. Él había sido fundador junto a ellos dos, y también uno de los principales puntales los primeros años, hasta hacerse un nombre y empezar a ganar premios y galardones. No era de recibo echarlo ahora que se había hecho mayor. Pero últimamente, a decir verdad, restaba más de lo que sumaba. La arquitectura había evolucionado mucho, especialmente la última década, y su socio se había quedado atrás. Aun así, le permitían plantear los bocetos de algunos proyectos y participar en algunas de las presentaciones.

La de hoy era primordial. Habían construido tres maquetas colosales, planos en ordenador y algunas perspectivas en tres dimensiones con un simulador de 360 grados que permitía moverse por el interior del proyecto. El plan era que el segundo socio y arquitecto del estudio, Carlos, presentara esa mañana el proyecto a los potenciales clientes británicos.

Adán recogió el desayuno. Se vistió con su chaqueta más elegante.

Cogió las llaves del coche y, antes de salir, se fue hasta la caja fuerte. La abrió. Ahí estaba la varita mágica. La tomó, la depositó en el bolsillo interior de su chaqueta, y luego, tras subir a su auto, condujo hasta el estudio de arquitectura.

6

—No es eso lo que habíamos convenido —espetó, contrariado, el tercer socio.

—Lo sé —contestó Adán.

—Y tu inglés no está a la altura —interpuso Carlos, el segundo de a bordo.

—Sobre eso os voy a sorprender.

—Adán, de verdad. Nos jugamos los dos próximos años de ingresos. Estamos hablando de más de dos millones de euros para el despacho. Es el encargo más importante de esta última década. No puedes ahora exigirnos que...

—Mirad, debéis confiar en mí. Tengo algo que desconocéis.

—¿Información confidencial sobre los proyectos competidores?

—No, nada de eso. —Rio Adán—. Si os lo dijese no me creeríais, pero debéis tener fe. Lo que tengo es más poderoso que un arma de destrucción masiva. Es algo que me otorga un poder sobrenatural, que nos va a permitir ganar este proyecto y cualquier otro que se nos ponga por delante.

Carlos y su otro socio suspiraron. Parecían las palabras de un enajenado.

—Adán, por favor...

—Sigo siendo el socio mayoritario de este despacho. Ya sé que tengo setenta y un años, pero sigo siendo el mejor. Y sé que últimamente he perdido facultades. Pero comprobaréis enseguida que ya no es así.

Ambos socios negaron con la cabeza.

—Hagamos algo —propuso Adán—. Yo presento. Si no ganamos, hoy mismo presento mi dimisión y pongo mis participaciones a vuestra disposición.

No les quedó otro remedio. Los dos socios de Adán cedieron y se dirigieron a la sala de reuniones donde los clientes británicos aguardaban a que diese comienzo la presentación del anteproyecto de sede corporativa.

Cuando llegaron a la puerta, Adán les dijo:

—Id entrando y dadme unos instantes. Voy al aseo. Enseguida estoy con todos.

Una vez en el baño, cerró la puerta con el pasador. Se alisó el cabello y se miró al espejo. Suspiró profundamente y sacó la varita mágica del bolsillo interior de la chaqueta. Se concentró y dijo en voz baja:

—Que mi presentación vaya a la perfección para mis intereses.

Y tocó con la punta de la varita mágica su cabeza.

Se oyeron unos sonidos como los de un carillón y la punta brilló suavemente con un color dorado que Adán estaba viendo por tercera vez.

Sonrió, la metió en el bolsillo y se fue, directo y con determinación, a la sala de reuniones.

—*Good morning at everyone* —dijo con su espantoso acento de siempre.

—*To everyone* —corrigió en voz baja Carlos.

7

—¡Maldita varita mágica!

Y Adán lanzó la varita contra la ventanilla del copiloto de su coche.

Había sido un auténtico desastre. El inglés más macarrónico de cuantos había desplegado en toda su existencia. Además, se había hecho un lío con las fases del proyecto. Durante la demo de tres dimensiones se había perdido cuatro veces y había «viajado» por los pasillos hasta tres puntos sin salida del edificio proyectado y cuyos dibujos no estaban terminados porque, supuestamente, el cursor no estaba previsto que pasara por ahí. Contestó las dudas y preguntas de los clientes creando todavía más inquietudes, más incertidumbres y más interrogantes. Había sido, sin lugar a dudas, la peor presentación de su vida.

«¡¿Por qué había fallado la varita?!», se preguntaba una y otra vez.

No lo comprendía. Había funcionado a la perfección la noche antes con la moto y el disco y ahora, de pronto, había perdido sus poderes y capacidades sobrenaturales. Se sentía confundido, enfadado y frustrado.

Sí. La varita le había fallado. Pero no solo eso. Le había llevado directamente a la jubilación que tanto se había resistido a aceptar. Porque Adán tenía palabra. Y acababa de cumplir lo prometido. Tras la fracasada presentación, firmó su renuncia y puso sus participaciones a disposición de sus dos socios. Tan solo retiraría la parte de los saldos bancarios que le correspondía, y no exigiría nada más.

Justo entonces, sonó su teléfono móvil.

Adán conectó el altavoz.

—Soy Dioni —dijo una voz al otro lado.

Era uno de sus mejores amigos.

—Oye, ya sé que va a ser imposible porque es lunes y sabemos que trabajas. Pero nos ha fallado Sergio y nos falta uno para la partida de mus de tus amigos retirados de todos los lunes. ¿Te animarías? No pasa nada si por una vez faltas una tarde al estudio, ¿no crees?

8

Fue una gran tarde. Y, sin duda, la mejor partida de su vida.

Todo lo que no había logrado en la presentación lo consiguió en el mus horas más tarde. Por un momento, Adán se planteó si la varita funcionaba con unas horas de retraso porque, aparte de las cartas, que no fueron malas, todos los envites y órdagos los había ganado de forma apabullante. Sergio, su pareja de juego, estaba exultante.

Bebieron vino, del que le gustaba.

Contaron chistes, rio a carcajada limpia.

Recordaron viejos tiempos, sus primeras juergas, la época de corazones partidos, el servicio militar, las noches de canciones cuando eran tunos...

Aquella tarde le sentó fantásticamente a Adán. Olvidó por completo (hay que reconocer que el vino ayudó) que ya se había jubilado, que no volvería a proyectar más, que la arquitectura pasaba a ser una etapa cerrada, que no regresaría al estudio, que no tendría más responsabilidades y que sus ingresos iban a ceñirse a la pensión y los réditos de alguna que otra pequeña inversión. Si hacía falta, vendería el chalé. No necesitaba una casa tan grande viviendo solo. Sería todo más fácil. Menos gasto, menos trabajo, menos cosas que mantener. Pensó por unos instantes en su Harley. Ahora podría venderla.

Y volvió a reír.

Cuando acabó la partida, su amigo Sergio se ofreció a acompañarlo, dando un paseo, hasta el aparcamiento donde había dejado su coche.

—Te echábamos de menos, Adán. Entendemos que estás todavía en activo, pero los amigos te apreciamos mucho y te vemos muy poco.

—No te preocupes, Sergio. A partir de ahora, llamadme siempre que os falte uno. Me he retirado del despacho. Se acabó.

Sergio trató de echar un cable a su amigo Adán, y le aconsejó lo que, por lo menos él, había hecho al retirarse de la empresa textil que había estado dirigiendo.

—No te preocupes. Aunque te parezca mentira, te va a faltar tiempo para todas las cosas que vas a querer hacer. Verás cómo aparecen mil cosas, de pronto, personas olvidadas, exposiciones interesantes, posibles viajes, lecturas amenas, películas fascinantes... Tienes buena salud y vas a tener una jubilación, como vulgarmente se dice, dorada.

—Me preocupa no proyectar más. No sabes cuánto me llenaba seguir imaginando edificios.

La respuesta de Sergio fue lo que menos esperaba Adán.

—Adán, ¿para qué? Lo has hecho todo en arquitectura. Con los amigos siempre hemos considerado tus obras insuperables. Has llegado lejos como nadie. Te consideramos el mejor arquitecto del país. Es impresionante todo lo que has logrado.

Adán se quedó boquiabierto.

Se dio cuenta de que ni él mismo se había reconocido su valía, sus logros, su éxito. Y sus amigos, desde fuera, sí lo hacían. Había sigo demasiado exigente consigo mismo. Seguía dedicando energías y tiempo a unos éxitos que, en realidad, ya había cosechado. El problema no era tener más reconocimiento. El problema, se percató, era que él no había aprendido aún a valorarlos. Porque si los hubiese valorado en su justa medida, no necesitaría, a sus setenta y un años, obtener más logros.

—El lunes que viene, ¿otra partida? —propuso Sergio.

—Espero tener la agenda libre —bromeó Adán.

Y se despidieron con un afectuoso abrazo.

9

Cenó con el vinilo a todo trapo. Las románticas canciones de Françoise Hardy producían en Adán una inmensa alegría. Se sentía feliz, a pesar de haber dejado atrás su profesión y sus participaciones empresariales. Había perdido mucho dinero en una tarde, pero había ganado una increíble cantidad de libertad.

Se sirvió un gin-tonic.

Y, mientras lo saboreaba, una duda le asaltó.

¿Qué le había pasado a la varita mágica? ¿Por qué la noche antes funcionó y no lo hizo al día siguiente?

Fue hasta el garaje y abrió el coche.

La varita estaba en el suelo del copiloto, ahí donde la había arrojado con rabia solo unas horas antes.

La tomó, atraído por ella. Por su eventual magia. Por la contrariedad de no haber obedecido sus órdenes esa misma mañana. Sintió sed de su poder, de su fuerza.

Volvió al salón y dio otro trago a su combinado.

Empezó a dar vueltas por la sala, buscando algún objeto que la varita mágica pudiera arreglar. Iba situando la mirada en todas sus cosas, cada vez más inquieto, más ansioso, con esa ambición que le había caracterizado desde bien joven.

Por fin vio la copa de primer clasificado del club de tenis del que era socio desde los quince años. Estaba en la estantería con el resto de sus trofeos. Tenía muchas copas y medallas de tenis. Dobles, individuales. Nunca en competiciones oficiales. No estaba federado. Era un simple aficionado, pero un muy buen jugador. Campeonatos de club social solo. Eso sí, ahí arrasó durante años. Últimamente era únicamente una vieja gloria.

Sujetó el trofeo con las manos. Estaba oxidado y abollado.

Luego cogió la varita, la acercó al trofeo y dijo:

—Que brille como el día en que lo gané.

Y, con una magia increíble, el óxido desapareció y en un instante el trofeo adquirió un esplendor y un brillo como el día que se lo entregaron.

Adán abrió los ojos.

La varita funcionaba. O, cuando menos, volvía a funcionar.

En aquel momento recibió un mensaje en su teléfono móvil.

«¿Mañana a las nueve de la mañana partido de tenis?»

Era de su principal rival. Diez años más joven que él. Lo había vencido siempre, pero desde hacía un lustro, no había sido capaz de ganarle un solo set.

Miró su varita mágica, tomó el móvil y respondió: «A las nueve. Prepárate. Esta vez te voy a ganar».

10

La situación en el vestuario le recordó a la del día anterior en los servicios del estudio de arquitectura.

A solas, ante el espejo, ya vestido con la indumentaria de tenis. La raqueta, lista. La botella de agua, fresca. La cinta de pelo, bien calada. La muñequera, en su sitio. Y, en la mano, la varita mágica. Su rival estaba en la pista desde hacía rato. La retadora conversación animó al otro jugador a despertarse temprano y presentarse en la pista con un entrenador para calentar y ensayar algunos saques. El amigo de Adán llevaba tiempo dejando a cero al que había sido su verdugo en muchas finales, y no quería que, aunque fuera un partido amistoso, fuera distinto esta vez.

Adán estaba nervioso.

No por la trascendencia del momento. Ni por el ansia de victoria. Era algo más. Era una mezcla de deseo por hacer funcionar la varita mágica en su beneficio, saber que estaba de su parte, que la podría utilizar para todo aquello que necesitara y, al mismo tiempo, una sensación de que, si no era capaz de vencer, volvería a hacerse viejo en un santiamén, como le había pasado el anterior domingo, durante la caminata popular.

Respiró hondo.

Levantó la varita mágica y la acercó a la raqueta.

Y dijo:

—Haz que sean los mejores raquetazos de mi vida.

Y al agitarla, la varita despidió su característico sonido y lucecitas de purpurina dorada. Guardó la varita bajo llave en su taquilla, tomó su bolsa, la toalla, las pelotas de tenis y se encaminó hacia la pista principal del club, ahí donde, tiempo atrás, había cosechado tantos éxitos.

La grada estaba vacía.

Su contrincante realizaba unos últimos saques.

Se acercó a él.

—¿Estás listo? —le preguntó a Adán.

Adán se percató de que se había olvidado la raqueta en el vestuario.

—Qué cabeza la mía. Enseguida vuelvo.

11

—¡Maldita varita mágica!

Y la lanzó contra el suelo del vestuario.

Una cosa era perder y otra distinta hacer el ridículo. Dos sets en blanco. Ni un solo juego. Alrededor de treinta dobles faltas. Y los únicos puntos que había hecho habían sido errores no forzados del otro jugador. El peor partido de su vida, con diferencia. Además, iba detrás de las bolas como a cámara lenta. Nunca había exhibido una peor forma física. Lo podía haber atribuido al cansancio de la caminata del domingo, pero no. No sentía las piernas cansadas. Era, sencillamente, una falta de energía sobrevenida; como si la varita, en lugar de darle fuerzas, aunque hubiese sido de forma sugestiva o anímica, le hubiese restado la vitalidad que le quedaba. La raqueta fallaba a veces por sí sola. Había golpes en que estaba seguro de que la bola iba a entrar y la propia raqueta hacía extraños en el último momento. Hubiese jurado que no era él quien erraba el tiro. Era como si la raqueta o su brazo o las bolas o los movimientos estuviesen embrujados.

—¡Maldita varita mágica! —volvió a gritar, enrojecido por la rabia y el esfuerzo físico.

Lanzó la varita al suelo de nuevo y la pisoteó. Luego se sentó en el banco del vestuario, tomó el móvil. La varita no funcionaba bien. O era una varita endemoniada. No quería saber nada de magia negra. La devolvería.

Buscó en las últimas llamadas realizadas. Domingo. Diez y media de la noche. Sí, era aquel número. Lo marcó.

El tono sonó.

—¿Diga? —era la voz de la misma mujer que había respondido el domingo.

Adán iba a hablar cuando, de pronto, irrumpió en el vestuario su hijo mayor con sus dos nietas.

Rápidamente, Adán apagó el móvil y escondió la varita bajo la toalla.

12

Nunca había disfrutado tanto con sus nietas como aquel día.

Su hijo había recibido una llamada el día antes de los dos exsocios de su padre. Querían explicarle, de primera mano, la decisión empresarial tomada. Tenían una buena relación con la familia de Adán y querían seguir manteniéndola. Le informaron de todo.

—Cuida de tu padre —le dijeron antes de despedirse—. La jubilación se le va a hacer cuesta arriba y hoy ha sufrido una gran decepción con unos clientes extranjeros.

Durante la mañana no había logrado localizarlo y se le ocurrió, acertadamente, que podía estar en el club de tenis. En la recepción se lo confirmaron. Así que, como todavía no había colegio, les dijo a sus dos hijas:

—Vestíos de deporte. Vais a jugar al tenis con el abuelo.

Y ahí aparecieron, en el vestuario, en un momento de abatimiento y desesperación máximos. Pero las nietas eran las nietas. Para Adán y para cualquier abuelo. Todo lo curan. Los dolores, los males, los disgustos, la edad y la soledad. Al verlas, se le iluminó la cara.

—¿A quién llamabas, abuelo?

—A nadie, no os preocupéis. ¿De veras habéis venido a jugar conmigo?

Fue una hora larga de correr arriba y abajo por la pista. De reírse cuando no llegaba a la bola que, inintencionadamente, caía de cualquier forma en la pista tras golpearla sus nietas con la madera o el marco de la raqueta. Dos horas de revolcarse por el suelo, simulando un golpe extraordinario. Dos horas de enseñarles algunos trucos. De mostrarles cómo empuñar y no empuñar la raqueta.

Sin duda, la mejor mañana de tenis de su vida.

Y decidió, luego, bajo el placer de una buena ducha de agua caliente que, a partir de entonces, no se dedicaría a jugar partidos competitivos, perdiendo la salud y los nervios y el malhumor en un reto del que no iba a obtener nada, y que las tardes que sus nietas quisieran, les daría clases y que, de ese modo, fuese su abuelo quien les enseñara a jugar. Algo que recordarían siempre.

13

Al día siguiente, se levantó decidido a devolver la varita mágica. No la necesitaba para nada. Solo le había dado disgustos.

Pero, no supo por qué, sin darse cuenta, se halló a sí mismo contemplando el brillo de la copa de primer clasificado que el día anterior se había restaurado de forma mágica.

Sabía que debía devolver la varita, pero, por otro lado, se quedaba sin alternativa al inevitable envejecimiento. Era muy raro porque no había obtenido de la varita ni intelectualidad ni forma física y, al mismo tiempo, quería volver a ser aquel que fue. Solo la magia podría lograrlo. Y él tenía una varita que a veces funcionaba y a veces no. Pensó que quizá no la estaba utilizando de forma adecuada. Que tal vez con los objetos era más fácil y que con las personas se precisaba algún conjuro que él desconocía.

Por otro lado, la varita le había dado capacidades intelectuales por la tarde, durante la partida de mus; y horas después de perder en tenis, con sus nietas. Pudiera ser, pensó, que hubiera un lapso de tiempo para que surtiera efecto en seres vivos, diferente a los objetos.

Quería devolverla, pero anhelaba su poder.

Salió al jardín de su chalé para tomar una decisión.

El viejo perro del vecino salió a saludarlo. Era un mastín de catorce años. Bonachón y cariñoso. Pero estaba ya muy mal. Arrastraba las caderas porque padecía una enfermedad irreversible de huesos. El animal se aproximó a trancas y barrancas. Adán lo acarició. Y, de pronto, le pasó por la cabeza una terrible idea.

Volvió rápidamente al interior de su casa, tomó la varita, volvió a salir y llamó al mastín.

Cuando lo tuvo cerca, aproximó la varita a sus patas traseras, y dijo:

—Cura sus huesos.

Brillo y campanitas de nuevo.

Y el perro volvió a su casa dando saltos de alegría, con una agilidad sin igual.

14

Adán parecía haber enloquecido.

De un plumazo, había olvidado sus recientes y nuevas conclusiones sobre la conveniencia de abandonar su profesión y lo innecesario de seguir ganando al tenis. Había visto a aquel perro sanar como si de un milagro se tratase, y él, que empezaba a padecer dolencias que, con el tiempo, iban a complicarse, quería ser un hombre completamente sano. Porque Adán amaba la vida más que a nada. Y quería no solo vivir, sino vivir muchos años. O, para ser más precisos, vivir siempre.

Se fue derecho hacia la varita mágica y, presa de la ansiedad, la llevó hasta la cocina. Sacó todas las pastillas que el médico le había recetado y que debía tomar en función de su estado diario.

Apartó las de la tensión arterial. Eso era lo que más le preocupaba. Cada mañana debía comprobarla y, si era demasiado alta, ingerir dos comprimidos de un fármaco que, en pocos minutos, reducía su tensión. Al principio, era de vez en cuando, pero últimamente tenía que tomarlos a diario.

Estaba muy nervioso.

Sabía que la varita había fallado en el tenis y en la presentación del proyecto. Así que, lo que iba a intentar, si salía al revés de lo previsto, podía poner en riesgo su vida.

Primero volcó todas las pastillas sobre el mármol de la cocina. Tomó la varita y dijo, para comprobar que funcionase:

—Que desaparezcan todos los comprimidos.

Y brillos y carillón mediante, la totalidad de pastillas se esfumaron de su vista. Habían desaparecido.

Adán estaba temblando. De deseo y, a la vez, de miedo.

Acercó la varita a su corazón, y, pensando en sus hijos y nietas, a las que quería ver crecer, ordenó:

—Dame el estado de salud que me permita estar con la gente que quiero.

Agitó la varita y esta sonó más fuerte que nunca, despidiendo una gran estela de estrellas.

Acto seguido, Adán cayó desplomado al suelo.

15

—Papá, despierta.

Adán abrió los ojos.

Lo primero que vio fue a gente, mucha gente.

Estaba rodeado de Sergio, de Carlos, de sus dos hijos, de sus nietas, de su amigo del tenis, de uno de sus vecinos, de los amigos de la infancia y del grupo del mus.

Todos estaban alrededor de su cama y, en el centro, una mujer con una bata blanca.

—Soy la doctora Juárez. Está usted en el Hospital General.

Adán se incorporó.

—¿Qué ha pasado?

La doctora removió unos papeles con analíticas y las pruebas del corazón.

—No respondías al teléfono y fui hasta tu casa —le contó su hijo—. Estabas en el suelo, inconsciente, junto al frasco de pastillas vacío. Debiste quedarte sin tu medicación. La presión arterial se te disparó y sufriste una angina de pecho. No llegó a ser infarto, pero casi. Llevas dos días ingresado. Pero te pondrás bien, papá. Todos los que te quieren y a los que quieres están aquí contigo.

La doctora carraspeó. Hizo salir a todos los amigos y familiares de la habitación.

Una vez a solas con Adán, dijo:

—No entendemos muy bien su evolución. ¿Tomó algo que no sepamos? ¿Bebió alcohol? ¿Alguna sustancia estupefaciente? ¿Ingirió acaso el frasco? Debe decirme la verdad.

Adán recordó los últimos instantes previos a su desplome. Lo último que recordaba era el temblor de la varita tras el último conjuro que, a tenor de lo acontecido, había vuelto a salir al revés y, esta vez, con unas consecuencias que podían haber sido letales. Porque una cosa era que en lugar de triunfar con un proyecto lo perdiera, o que en lugar de ganar al tenis lo vapulearan. Y otra cosa muy distinta que, al pedir salud, la varita hubiese puesto su corazón al borde de la muerte.

—¡Maldita varita mágica! —masculló.

—¿Cómo dice? —preguntó la doctora.

—Nada. Cosas mías... No tomé nada, doctora.

—Es que ha sido muy extraño. Cuando llegó a urgencias, tenía la tensión por las nubes. Estaba bajo riesgo de muerte. Las probabilidades de un fallo múltiple eran muy altas. Y había sufrido una angina de pecho. Sin embargo, sucedió algo que nunca había visto antes.

—¿El qué?

—Empezaron a llegar familiares suyos al hospital. Y, con cada persona que llegaba, los indicadores y marcadores recuperaban los valores normales. Lo más raro es que las analíticas indican que no ha habido angina ni aumento de la tensión arterial en las últimas cuarenta y ocho horas. ¡Es como si no le hubiese pasado nada! ¿Cómo se encuentra?

—La verdad es que perfectamente. ¿Cuándo podré volver a casa?

16

Tardó en encontrar la varita.

Al caer desplomado, dos días antes, la varita había rodado hasta debajo de la mesa de la cocina, y su hijo no la había visto. Ahora estaba encima de una mesa de su cafetería favorita, en la que se hallaba, sentado, esperando. El establecimiento no estaba demasiado lejos de su anterior despacho, en el centro de la ciudad. La varita estaba envuelta en papel, para no llamar la atención.

Era peligrosa. Aquella varita hacía lo que le daba la gana. Adán no creía en esoterismos. Era de formación científica, pero, fuera sugestión o magia, debía aclarar lo sucedido con aquella misteriosa vara de zafiro.

Le trajeron el café con leche. «Puede tomar de todo», le había dicho la doctora. «Pero siga controlando la presión. Y no se quede nunca sin medicación. Lleve una pastilla siempre encima, en un pastillero. Le va la vida en ello. ¿De acuerdo?», le había ordenado, antes de firmar el alta.

—Buenos días, ¿es usted Adán? —dijo la mujer, con los ojos puestos en la varita envuelta.

Adán se levantó y le tendió la mano a la mujer.

—¿Eva?

—Yo misma. Gracias por decidirse. Me llamó una noche, le contesté las llamadas, luego me bloqueó... Ya no sabía qué hacer.

Adán se había puesto en contacto con Eva, la propietaria de la varita según el texto grabado en ella, la misma tarde en que salió del hospital. Aquello no era un juego. Esa varita podía sanar a un perro y producir la muerte, con minutos de diferencia. O sugestión o magia. Pero... ¿sugestión en un perro? El mastín había sanado. Él casi había muerto. Había mucho que aclarar. Y, además, no quería saber nada más de aquel asunto.

La mujer señaló el paquete envuelvo.

—¿Dónde la encontró?

—Enseguida se lo explicaré. La llamé un par de veces, pero...

—Sí, pero nunca dijo nada. Pensaba que se confundían.

—Lo sé. Varias veces interrumpí la llamada. Compréndalo. Sentía curiosidad. Un objeto así...

—¿La ha probado?

—Sí.

Eva cerró los ojos y se llevó las manos a la cara. Adán dijo:

—No funciona bien.

—Funciona a la perfección. —Eva negó, ofendida.

Adán sonrió con desdén e ironía.

—¿Qué es? ¿Tiene realmente poderes esta varita o es todo sugestivo, psicológico?

—¿Usted que cree? Dice que no funciona bien. ¿Puedo sentarme?

Adán accedió. La mujer, de unos cincuenta y pocos años, cabello largo y totalmente blanco, tenía los ojos verdes, casi transparentes. Era muy guapa, de rasgos nórdicos. Tenía la mirada limpia y profunda. Había vivido. Estaba claro. Pidió una infusión.

—¿Puedo? —dijo mirando la varita.

—Claro, es suya.

La mujer la desenvolvió solo parcialmente. Al reconocerla, respiró hondo, como quien recupera una joya robada.

—Mi varita. Menos mal.

—No me ha respondido. ¿Qué es este objeto?

Eva se quedó mirando fijamente a Adán. Sopesó su respuesta.

—Bien, me ha devuelto usted mi varita, así que le diré la verdad. Otra cosa es que me crea o no me crea. Pero le responderé con una condición. Lo que aquí diga no lo compartirá con nadie. Crea usted que es una fantasía o una realidad lo que voy a decirle, deberá guardar el secreto.

—De acuerdo —respondió Adán.

Eva tomó aire. Lo exhaló.

—Es usted la primera persona a la que voy a revelar mi naturaleza.

Adán arqueó las cejas.

—Soy un hada —afirmó Eva.

Adán mantuvo las cejas arqueadas, incluso las elevó un poco más.

—No lo crea si no quiere —continuó la bella y enigmática mujer—, pero es la verdad. Existen magos y hadas. Hay pocos, pero existen. Tenemos poderes, apenas los utilizamos. Solo para ayudar a algunas personas, y cada vez menos porque en el mundo moderno hasta un móvil puede grabar imágenes. En otras épocas, solo debíamos evitar testigos de nuestros actos mágicos. En la actualidad, debemos andar con mucho cuidado. Hay cámaras hasta en las calles. Hasta en esta cafetería.

Y desvió los ojos hacia una cámara de seguridad en el techo.

—¿Me está diciendo que es usted un hada y que puede hacer milagros?

—Milagros, no. Magia. Con mi varita mágica. Por eso estaba tan preocupada.

—Si es un hada, ¿por qué no encontró la varita con su magia?

—Soy un hada, no un dios. Podemos hacer muchas cosas sobrenaturales, pero no todas.

—No sé qué decir, la verdad. No creo en hadas. Dejé de creer en ellas cuando dejé de ser un niño.

—Como debe ser —sonrió Eva.

—En cualquier caso, debe llevar su varita a un mecánico de varitas —espetó con sorna Adán.

—La varita funciona perfectamente. ¿No arregló nada con ella? ¿No la utilizó?

—Sí, claro. Arreglé una moto abandonada, un disco rayado y un trofeo oxidado. Incluso hice desaparecer unas pastillas. Reconozco que eso fue mágico. Pero, conmigo, todo salió al revés de lo que pedí. Por eso estoy aquí.

—¿Al revés?

—Sí —respondió Adán—. Justo antes de una presentación profesional usé la varita, y fue un auténtico desastre.

—¿Recuerda lo que pidió exactamente?

Adán hizo memoria:

—Pedí que todo saliera a la perfección para mis intereses.

—¿Y qué pasó?

—Perdí el proyecto. Abandoné el despacho. Decidí retirarme.

—¿Y luego?

—La verdad que pasé con mis amigos una de las mejores tardes de mi vida.

—Pues yo diría que más bien cumplió sus deseos más profundos.

Adán se quedó descolocado.

Recordó rápidamente los otros dos conjuros. «Haz que sean los mejores raquetazos de mi vida.» Y lo fueron. Con sus nietas. «Dame el estado de salud que me permita estar con la gente que quiero.» Y, a los dos días, tenía a los pies de su cama a sus seres más queridos.

A cada cosa que había perdido, más se había encontrado a sí mismo. El apego a las cosas, a la fuerza física, a los logros y éxitos le habían mantenido alejado de su más profunda esencia e intimidad. Se había pasado la vida tomando aire e hinchando los pulmones, llenándolos con lo que ni siquiera podían albergar. En cambio, con la varita, cuantas más cosas, aparentemente valiosas, iba perdiendo, más se encontraba consigo mismo.

Los ojos se le enturbiaron.

A Eva, el hada, le bastó su emocionada mirada para comprender.

—A veces no hacen falta milagros. La vida nos lo pone todo muy cerca, pero nosotros nos empeñamos en alejarlo.

Adán bajó la mirada.

—No quiero hacerme viejo. Quiero vivir. Amo la vida. Quiero ver crecer a mis nietas. Deseo estar con mis amigos tantos años como sea posible. No me importa si no gano partidos o proyectos, si no acabo carreras... pero quiero vivir treinta años más. Eso sí lo deseo.

El hada se lo quedó mirando.

—Verás, Adán. Estoy en deuda contigo. Las normas de nuestra comunidad mágica nos obligan a que se cumpla el deseo que nos pida la persona que nos devuelva la varita, en caso de perderla. Si desea volver atrás en el tiempo, puedo concederle tal deseo. Solo ha de decírmelo y en cuanto pestañee volverá a verse con... ¿qué edad tiene?

—Setenta y un años.

—Pues pídalo y le devolveré a los cuarenta y un años.

—¿Es una broma?

—Tan cierto como que esta varita puso en marcha su averiada moto o hizo sonar hasta el final su disco rayado.

Adán respiró hondo.

—Con mi esposa, de nuevo.

—Sí. Estaría viva. ¿Tiene hijos?

—Sí. Dos.

—¿A qué edad los tuvo?

—El primero, a los cuarenta y tres. Un poco tarde.

—No habrán nacido, pues.

—Pero nacerán igualmente, ¿no? Y mis nietas...

—Sí. Las personas que nacieron de usted y sus descendientes volverán a existir, pero su relación con ellas será distinta.

—¿Qué quiere decir?

—Pues que puede que sea mejor o peor que ahora. Puede que le quieran más o que le quieran menos. Puede que se enemiste con alguno de sus amigos o que no. Su pasado, cuando llegue a la edad que tiene ahora, no será el mismo. Su historia, sus recuerdos, sus logros, sus derrotas, sus buenos y malos momentos serán otros. Ganará treinta años, pero perderá su pasado actual.

Más años de vida a cambio de perder su pasado. Esa era la oferta.

Ganar treinta años de vida, pero perder lo vivido.

Adán pensó en sus nietas, en lo que lo adoraban. En los grandes amigos que tenía y que lo esperaban para jugar al mus. En los socios que durante tantos años lo mantuvieron en activo. Recuperar treinta años de vida era mucho tiempo. Pero todo lo vivido se borraría. Todos los afectos tejidos, relaciones construidas, todos los momentos vividos desaparecerían. La forma en que sus nietas lo miraban, ¿sería la misma? El cariño con que sus amigos lo trataban, ¿sería igual? El amor incondicional de sus hijos, ¿permanecería? Los afectos serían sustituidos por otros, por supuesto. Pero ya no serían esos mismos.

—Bajo ningún concepto quiero perder todo lo que he logrado. Amores, afectos, recuerdos... No. Ese es el tesoro más importante de mi vida. Si viví, fue para eso.

Se hizo un precioso silencio. El hada sonrió, transmitiendo una paz profunda, esta vez, terrenal.

—Creo que es una buena decisión, Adán. La vida no son un conjunto de años que se esfuman. Son un conjunto de vivencias que se guardan. El mayor tesoro de la vida. Para eso está el tiempo. El tiempo pasado son recuerdos presentes. Renacer o revivir para empezar de nuevo, significaría matar lo que ya viviste. Me alegro de que lo hayas comprendido.

Ambos sonrieron y sorbieron de sus respectivas tazas.

A Adán, Eva le resultaba bellísima.

—¿Se ha dado cuenta de lo gracioso de nuestros nombres?

—Los padres de la humanidad —respondió el hada.

—Sí, Adán y Eva, el principio de los tiempos. Volver a empezar —bromeó Adán—. Tal vez podríamos ir un día a comer y conocernos un poco más.

—¿Está tratando de intimar conmigo? No le recomiendo enamorarse de un hada.

—¿Y eso?

—Tengo trescientos años.

—Pues los lleva usted muy bien —bromeó Adán, dudando todavía

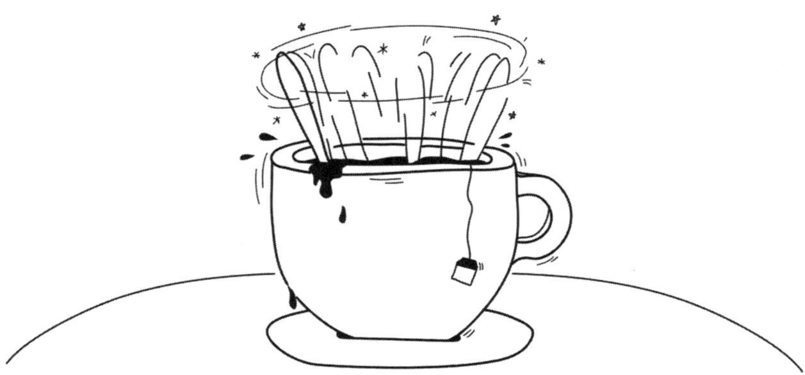

de si Eva era un hada y su varita era mágica, a pesar de la evidencia de la Harley, el disco y el trofeo y las pastillas desaparecidas.

—Bueno, la varita ayuda. Fuera esta arruga, quítame estas bolsas de los párpados, súbeme la papada... Ya sabe...

—Puedo imaginarlo. Bendita varita mágica, ¿verdad? —sonrió Adán.

Y, acto seguido, el hada removió su infusión con la cuchara. La soltó enseguida, pero a Adán le dio la sensación de que la cuchara continuaba dando vueltas sola, justo cuando, con la otra mano, Eva introducía la varita en el bolso.

—Bendita varita mágica —repitió Eva.

7

Muerte y aceptación

Las listas

Cerca de mi casa hay un parque precioso, lleno de verde y árboles, con un estanque en el centro que está rodeado de bancos. En ese parque correteaba yo con mis hermanos cuando era un niño. Muchos domingos, tras comprar el diario, me gusta caminar por entre los árboles y sentarme en uno de los bancos que rodean el estanque.

En cierta ocasión, hará unos dos años, se sentó a mi lado un anciano.

El primer día no mediamos palabra. Permanecimos sentados, él apoyado en su bastón, contemplando a los niños jugar. Pero el domingo siguiente, en que volví a coincidir con él, nos saludamos y entablamos una pequeña conversación sobre el clima y la contaminación. Temas banales de los que se suele hablar con un desconocido.

De domingo en domingo, fui coincidiendo con aquel viejito, enjuto, de voz temblorosa y extrema educación. Era un hombre culto, de excelente dicción e innegable elegancia. Siempre vestía con traje, camisa blanca y corbata. Como si fuera un día especial.

Cada vez fuimos adquiriendo mayor confianza y, poco a poco, empezó a hablarme de su vida. Me contó que había vivido en muchos países, pues había trabajado para una gran empresa que lo había destinado a diferentes capitales del mundo.

Me habló de todos los sitios donde había vivido, en los distintos continentes. Y lo mejor y peor de cada uno. De las distintas costumbres. Del tipo de comidas. De los amigos que había dejado en cada lugar y los que había sido capaz de conservar.

En cierto momento, le pregunté cuál era el país más alucinante de cuantos sitios había visitado.

Se quedó pensando y me dijo:

—No tengo duda en la respuesta, pero necesitaré contártelo poco a poco, de domingo en domingo. Necesitarás tiempo para asimilar lo que viví.

Y eso convinimos.

El primer domingo en que el viejito debía empezar a narrar su vivencia, hacía un día fresco, precioso, luminoso.

Me senté junto a él, esperando a que me contase su experiencia. Pero no decía nada. Estuve tentado de recordarle nuestro acuerdo. Pero me pareció descortés.

Hablamos un poco de la gripe, que estaba dando muy fuerte aquel año. Hablamos también de los juegos de los niños que nos rodeaban, y que eran tan parecidos a los nuestros, a pesar del paso de los años.

Llevábamos ya media hora sentados, lo que solían durar nuestros encuentros dominicales y, de pronto, consultó su reloj y dijo:

—Mi último destino profesional, hace algo más de veinte años, a inicios del año 2000, fue un país donde se conocía la fecha de la muerte de cada uno de sus habitantes.

Se levantó y, antes de irse, me dijo:

—El domingo que viene continuamos. Es suficiente por hoy.

Me quedé anonadado.

Los siguientes domingos, de semana en semana, me contó toda la historia.

Una historia increíble.

La historia de un lugar donde se podía saber el día de tu muerte.

Durante cada encuentro me desvelaba un poco. A veces, estábamos hablando de fútbol y, de pronto, como si conectase con la última frase del domingo anterior, sin mediar introducción, proseguía su relato en el mismo punto donde lo había dejado.

Hablar sobre la muerte con alguien tan mayor resulta a veces incómodo, pero con aquel anciano no era así. La historia le había sucedido en un país lejano y cuando él era joven, así que me hablaba sobre la muerte como algo ajeno, como si no fuera con él ni conmigo.

Y así, en aquel banco, durante casi seis semanas, de episodio en episodio, completó toda la historia, hasta el final. Naturalmente, la tuve que ir guardando en la cajita también de semana en semana, como una novela por entregas.

Esta cajita es la última que añadí a mi colección. La puse en la estantería hace solo dos años. Cuando la abrí, la historia me invadió con una frescura sorprendente. Las palabras salían de la caja y venían a mí y luego las veía ya escritas a máquina en el papel.

Mi misterioso y maravilloso don os regala este increíble suceso.

Las listas

1

Quienes lo saben, callan de qué país se trata.

Pero en él se conocía la fecha de la muerte de cada uno de sus habitantes.

El nombre de cada persona y la fecha de su fallecimiento constaban en las llamadas «las listas».

Pero la población era desconocedora de que existían.

Nadie lo sabía. Nadie... hasta que unos periodistas de investigación, jugándose la vida, destaparon el asunto. La existencia de las listas se había rumoreado tiempo atrás y, en cierta ocasión, un coronel algo dado a la bebida había asegurado en una entrevista concedida a una revista castrense que esas listas existían. A los pocos días murió de un disparo accidental durante unas maniobras. Atribuyeron la fatalidad a que el coronel estaba ebrio y había traspasado la línea de tiro desde la que unos alumnos de la academia militar estaban disparando. Nunca se supo a ciencia cierta si había sido así.

En algunos corrillos de alta política se había comentado también acerca de la existencia de las listas, pero era algo tan imposible como improbable. ¿Cómo podía conocerse el día de la muerte de todo el mundo?

Sin embargo, la tecnología había avanzado mucho. Algoritmos probabilísticos, robótica, ordenadores de alta capacidad, avances en computación, cálculos sobre esperanza de vida y análisis avanzados de probabilidades de accidentalidad se habían ido perfeccionando desde hacía muchas décadas. Internet y el correo electrónico acababan de irrumpir en el mundo. Las páginas web eran una revolución. Facebook despuntaba, era el inicio de las redes sociales.

Las muertes por accidente eran pocas y podían anticiparse con precisión, gracias a los datos de tráfico almacenados, la velocidad de circulación de vehículos, registrada con modernos aparatos de medición, las calles que los peatones cruzaban sin mirar —grabado todo ello por cámaras urbanas que infestaban las ciudades— y similares. La tecnología había llegado tan lejos que incluso lo imprevisible se había convertido en fácilmente predecible.

El rumor sobre las listas iba y venía según épocas. Había períodos de tiempo en que nada se decía y en que incluso la gente olvidaba el polémico asunto. Pero en otros momentos, más convulsos y con tintes revolucionarios, algunos jóvenes se habían manifestado con pancartas en la capital y habían exigido claridad al respecto.

«Si existen las listas, tenemos derecho a saberlo»; «hagan públicas las listas»; «queremos saber cuánto nos queda de vida», eran algunos de los eslóganes que exhibían.

Pero automáticamente eran dispersados y tachados de locos o adictos a los estupefacientes.

2

Sin embargo, algunos periodistas de investigación decidieron dedicar todo su empeño a desvelar, de una vez por todas, si realmente el Estado poseía tal información, y se lanzaron a una investigación que, según afirmaban, costó la vida a dos colaboradores que, infiltrados en el Centro Nacional de Inteligencia, habían sido desenmascarados y eliminados sin dejar rastro alguno.

El cómo lograron conseguir las listas formaría parte de un reportaje que, por seguridad de sus autores y confidentes, fue depositado en una caja de seguridad de una entidad bancaria desconocida. La ubicación exacta de la caja no se desvelaría hasta pasados cien años, de modo que ya nadie pudiera remover nada sobre cómo aquel secreto logró ser arrebatado al Estado.

La noticia saltó a los medios a través de una nota de prensa escrita por los propios periodistas. Era tan sintética como estremecedora: «Las listas existen».

Así rezaba.

A renglón seguido: «El Estado conoce, desde hace años, la fecha de muerte de todos los habitantes del país».

Se emitió desde una dirección de correo electrónico imposible de rastrear. Era el advenimiento de la comunicación digital. Y para demostrar que no se trataba de una broma ni de una forma de llamar la atención, tuvieron la osadía de enviar a los dos principales diarios del país —al progresista *La Nación*, y al conservador *El Universal*— el nombre y apellidos de una veintena de personas que iban a fallecer durante los siguientes cinco días. La relación de los veinte se envió por correo electrónico al director de ambos rotativos, y se les pedía que, por respeto a los veinte habitantes, se fuera confirmando la veracidad de la predicción que se les había confiado solo una vez que hubiesen fallecido.

Los periodistas de investigación afirmaban que no tenían ni la menor duda de que aquellas muertes iban a producirse, pues ya habían comprobado la capacidad predictiva de las listas.

3

A los dos días de recibir la carta, tanto *La Nación* como *El Universal* publicaron en portada cinco de los veinte nombres recibidos. Los cinco primeros de la lista. El email en la primera parte de la portada, en la superior. Y en la parte inferior, las cinco esquelas.

Al cabo de tres días, la portada era exactamente la misma. Pero con tres personas en lugar de cinco. Las del primer día habían sido personas mayores, con lo que la gente, si bien estaba sobrecogida por la predicción, pensó que, al ser ancianos, quizá las listas no tenían tanto valor. Pero aquel día, las tres personas fallecidas, y predicho por las listas su tránsito al más allá, habían sido una mujer de cuarenta años, un niño y un anciano.

Aquello disparó las alarmas.

Las ventas de *La Nación* y *El Universal* se multiplicaron y los diarios regionales, así como los de menor tirada, no vendieron un solo ejemplar. La Asociación Nacional de Prensa emitió una queja formal. Las listas con los futuros muertos de los tres días siguientes debían ser compartidas por los dos diarios principales con el resto de los periódicos del país. Entonces, los informativos de televisión y radio pusieron el grito en el cielo. Ellos también tenían derecho a disponer de tal información.

No hubo tiempo de formalizarse un acuerdo. *La Nación* y *El Universal* disponían de la prueba fehaciente de la que iba a ser, y estaba siendo, la noticia más importante en la historia del país y del periodismo, y no estaban dispuestos a compartirla con nadie.

Así que, durante los días siguientes, el resto de los diarios no tuvieron otra alternativa para vender periódicos que hacer ruido y cuestionar la veracidad de las listas. Afirmaron que todo era una estratagema para hacerse con la totalidad de la audiencia y desbancar a la competencia, y que era muy fácil poner en portada a los muertos del día basándose en un supuesto correo electrónico que a saber quién había escrito y cuándo.

El revuelo en el país era mayúsculo.

Algunos opinaban que la existencia de las listas ya había quedado demostrada con aquellas pocas predicciones, pero muchos más eran los que pensaban que ni *La Nación* ni *El Universal* habían probado nada en realidad.

Así que, en lugar de convencer a la población de que las listas existían, habían conseguido más bien lo contrario: diseminar el rumor de que el asunto era un bulo que iría y vendría a lo largo de las décadas, produciendo beneficios extraordinarios a quien lo utilizase con fines económicos en su propio interés.

Los periodistas de investigación decidieron cambiar de estrategia. Estaban dispuestos a cualquier cosa para demostrar que existían.

Pero ¿cómo conseguirlo?

Si sistemáticamente, por respeto a los que iban a morir, se compartía el nombre con la persona ya fallecida, cualquiera podría, con toda razón, negarse a creer en la existencia de las listas. ¿Qué mérito tiene dar por probado lo que ya ha sucedido?

No había más remedio que dar a conocer y hacer públicos los nombres de varios ciudadanos con anterioridad a su óbito.

Sin embargo, el Tribunal Supremo emitió un comunicado. Hacer público el nombre de una persona y, aún más, de su posible inminente óbito sin su consentimiento era un delito. Atentaba contra una de las principales leyes del país, que era la del derecho a la privacidad y la ley oficial de la protección de datos, un área en la que se había legislado y sancionado duramente desde el advenimiento de la tecnología digital.

Quienes todavía creían en la existencia de las listas se echaron a las calles a protestar porque el poder judicial se estaba entrometiendo en cuestiones de Estado, vulnerando la separación de poderes.

Algunos extremistas solicitaron a los periodistas, todavía en el anonimato, que, sin tapujos, hicieran públicas las listas completas y las publicasen en internet para que estuvieran a disposición de toda la población. Eso acabaría con las especulaciones y con la discusión.

Pero los periodistas, a través de un comunicado anónimo, respondieron lo siguiente:

«No haremos públicas las listas enteras, solo unos cuantos nombres de personas que morirán en breve».

Los magistrados advirtieron a todos los medios de comunicación que serían demandados en caso de que, recibidos los nombres de unos pobres ciudadanos que nada podían decidir, los hicieran públicos junto a su supuesta e inminente fecha de muerte. No se les podía mencionar en portada de un diario, como si fueran vulgares delincuentes o asesinos. Unos pobres hombres y mujeres que no habían hecho más que nacer y esperar su fecha de muerte.

En las redes sociales se propuso entonces que los nombres de los pocos que fueran a fallecer la semana siguiente se publicasen en un sitio web, de modo que no pudiera acusarse a ningún medio de comunicación de difamación alguna ni de haber faltado al derecho a la intimidad ni haber violado la ley de protección de datos.

Los periodistas se negaron.

Lo hicieron esta vez enviando un vídeo casero, grabado en una habitación de algún lugar incógnito. El líder de los periodistas de investigación aparecía sentado, tras una mesa con un mantel, con dos periodistas más, uno a cada lado, todos encapuchados. Parecían terroristas. Se dijo que los dos acólitos, por su envergadura, eran periodistas en prácticas, a pesar de que nada decían y que sus capuchas no permitían ver sus rostros. Pero sí, era cierto que parecían jovencitos. La voz del líder, deformada por un mezclador, y que sonaba como una voz de ultratumba, afirmaba:

«No vamos a colgar los nombres en internet. Estamos deliberando cómo proceder. Sabemos que solo nos creerán si adivinamos las fechas de muertes futuras, pero no queremos perjudicar a nadie».

Fue entonces cuando un anciano, que estaba cerca de la muerte, llamó a una cadena de radio vespertina, en el programa de mayor audiencia, y dijo:

—Verán, todo esto es muy fácil. No sé por qué arman tanto revuelo.

—¿Muy fácil? —exclamó el locutor, director del programa—. A ver, ¿qué solución propone usted?

El anciano, con voz débil, pero con aplomo, dijo:

—Verán, a mí me queda poco tiempo de vida. Mi familia disimula, pero lo percibo en sus caras. Y las tonterías que me dice el médico aún me lo confirman más. Si se publicase mi nombre con mi fecha de muerte, qué quieren que les diga, quizá me daría bastante igual. Así que la solución para averiguar de una vez por todas si el asunto este de las listas es cierto, es que dejen que, libremente, miles de personas, no importa quiénes sean estas, den su autorización para ser desvelados sus nombres, en caso de que vayan a fallecer en breve. De esta forma, no se estará violando intimidad alguna. Voluntaria y libremente esas personas habrán escogido que sus nombres se hagan públicos. Por cierto, me llamó Expósito González y quiero saludar a mis tres nietos: Joaquín, Carlos y Estefanía.

Expósito González se hizo famoso.

Al día siguiente, su rostro apareció en todos los diarios, así como su fenomenal idea. Los jueces del Tribunal Supremo permanecieron callados. Y el gobierno también.

Un hacker convicto, desde prisión, abrió un espacio en internet y lo llamó: «La lista de voluntarios del anciano Expósito».

En cuestión de minutos, había inscritas más de treinta mil personas en la web.

Treinta mil personas que se prestaban voluntarias a ser mencionadas en caso de que sus fechas de muerte estuvieran a la vuelta de la esquina.

Encabezaba la lista Expósito González. El hacker lo puso en cabeza, en su honor.

Los periodistas de investigación enviaron un nuevo vídeo con los mismos tres encapuchados ante la misma mesa.

El periodista jefe, con su característica voz distorsionada, afirmó:

—Los treinta mil voluntarios son suficientes. Lo hemos comprobado y, entre ellos, hay muchísimas personas que van a fallecer la próxima semana. El sábado los haremos públicos en el mismo espacio web donde se han apuntado. Pondremos sus nombres en rojo y negrita.

Aquello iba en serio. Automáticamente, la mitad, unas quince mil personas, se desapuntaron de la lista. Y, por ese motivo, los periodistas se vieron obligados a intervenir. En un nuevo vídeo, con la misma voz deformada, el cabecilla del grupo de investigación informó:

—Ahora tenemos que comprobar si los nombres que íbamos a hacer públicos están entre los quince mil que se han desapuntado como voluntarios. Precisamos una semana más de plazo, y, por favor, si alguien quiere borrarse que lo diga de inmediato porque esto de repasar nombres es una currada importante.

Uno de los dos acólitos, el de la derecha, tomó el micrófono y dijo:

—Por cierto, no somos periodistas en prácticas.

El de la izquierda, que era una mujer, declaró:

—Bueno, yo estoy en contrato de formación.

4

Por fin, al cabo de una semana, en portada de todos y cada uno de los diarios del país se publicaron ciento cuarenta y dos nombres de personas que debían fallecer ¡durante la semana siguiente!

¿Por qué no los marcaron en la lista del viejo Expósito, en rojo y negrita, tal y como se había anunciado?

El motivo, según trascendió años después, fue que las ventas de diarios con los ciento cuarenta y dos nombres iban a sumar muchos millones y que al grupo de periodistas alguien les recordó que, a pesar de permanecer en el anonimato, estaban en nómina y tenían, como todos sus compañeros de rotativo, un sueldo variable a final de año si se alcanzaba una tirada suficiente.

Todas las portadas ofrecieron el mismo diseño, de mutuo acuerdo.

Una portada en blanco con seis líneas gruesas horizontales que la dividían en siete partes. En el primer renglón, decía: LUNES. Y, a continuación, una veintena de nombres y apellidos. Debajo, se leía: MARTES. Y otra veintena de nombres más. A continuación, MIÉRCOLES, con sus respectivos nombres, y así sucesivamente.

Los diarios comunicaron que, durante toda la semana, las portadas iban a ser todas iguales entre sí, con la salvedad de que, cada día que transcurriera, se tacharían los nombres de los fallecidos, como si de una quiniela se tratase.

Ese domingo se agotaron todos los diarios del país, y los beneficios de la prensa fueron espectaculares porque no les fue menester regalar ninguna cacerola, sartén, espátula de cocina ni similares. Por fin, un margen como Dios manda.

Al día siguiente, lunes, a las seis de la mañana, había colas en los quioscos para comprobar cuántos nombres aparecían tachados.

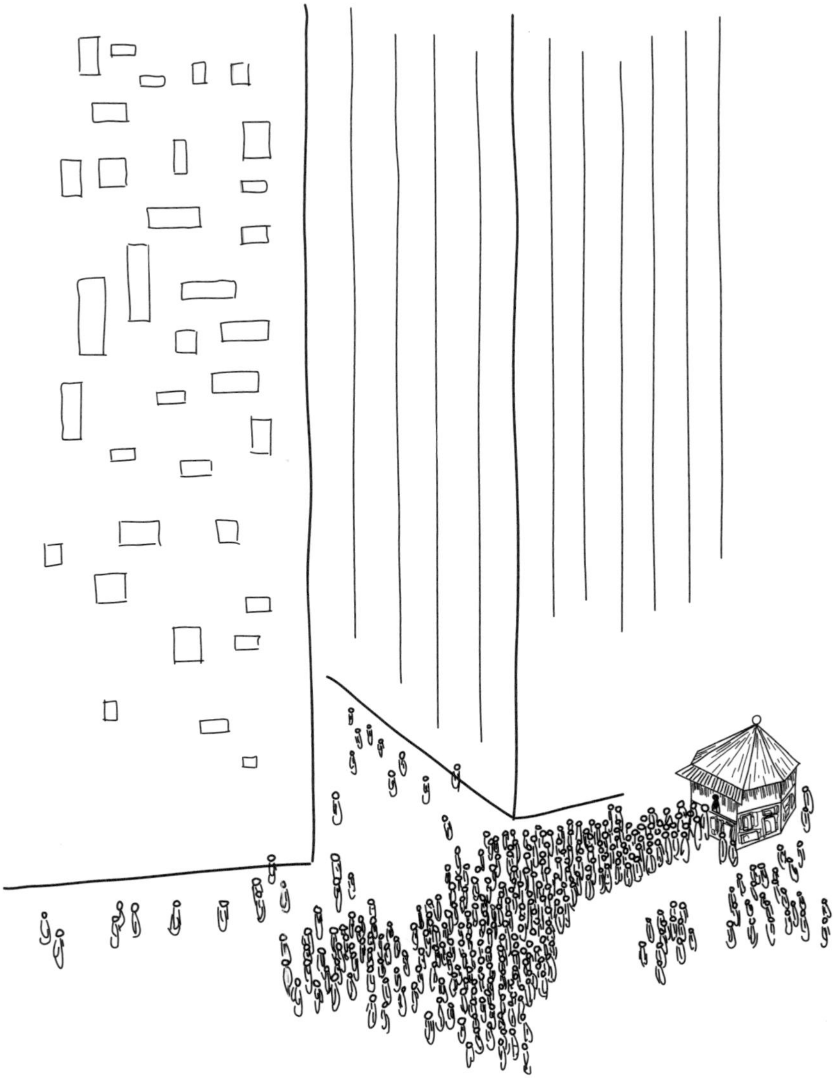

5

Era un milagro porque, a pesar de estar en el punto de mayor aceleración de la era digital, todo aquel fenómeno sucedía en el mundo físico. Era como si, de alguna manera, la veracidad de algo tan importante debiera ser palpable, verificable con el tacto, material. Lo digital hubiese restado veracidad al asunto.

Y, en efecto, ese lunes los nombres del recuadro correspondiente aparecieron todos tachados.

Todos habían fallecido en la fecha prevista.

Es difícil describir la reacción de la ciudadanía.

Podría pensarse que la gente salió a la calle, que se organizaron barricadas y que el vandalismo destrozó las lunas de comercios y concesionarios de coches. Pero quien así piense es que no conoce bien la condición humana. Nada de eso sucedió. La gente regresó a sus casas, totalmente compungida, sobrecogida, descolocada, desubicada, a todo el mundo le daba vueltas la cabeza. Incluso los tertulianos de los magacines de la mañana no sabían qué decir y permanecieron callados, y eso que estaban en directo.

¿A qué se debía aquella reacción general?

Muy fácil.

Esperaban al día siguiente. Todo el mundo tenía la esperanza de que el martes alguno de los nombres publicados apareciese sin tachar. Que las listas se hubiesen equivocado y, por tanto, fueran falsas.

Pero no fue así.

De nuevo, la totalidad de los nombres del espacio reservado al martes aparecieron tachados.

Todos habían fallecido.

Todos.

Ese día cinco cajeros fueron quemados y la policía tuvo que dispersar a un grupo de universitarios que trató de causar destrozos en el Centro de Tecnología Digital del Estado, como forma de protesta ante lo que, claramente, iba a atentar contra las esperanzas de los más jóvenes.

El miércoles sucedió lo mismo. Un pleno. Y las revueltas fueron ligeramente mayores.

Pero el jueves, para sorpresa de todos, un par de nombres aparecieron sin tachar. ¡No habían fallecido!

Los tertulianos recuperaron su locuacidad y los desórdenes en las calles desaparecieron. ¿Qué había sucedido?

Volvió a pasar lo mismo el viernes. Los dos supervivientes del jueves seguían vivos y tres personas que supuestamente tenían que morir ese día, asimismo, retaron al vaticinio de las listas. Vivían.

El sábado estaba todo el mundo tan absorto que nadie prestó atención a los fallecidos de ese día. Estaban todos tachados. Es decir, el sábado las listas hicieron un pleno, pero a nadie le importaba ya. Toda la atención estaba puesta en los cinco supervivientes que, contra todo pronóstico, seguían vivos. La prensa intentó localizarlos y entrevistarlos, pero los que no eran muy mayores estaban ingresados y los que no estaban ingresados no podían hablar, debido al respirador.

La veracidad de las listas estaba en tela de juicio.

Poco duró la cosa.

Durante los siguientes siete días, todos los supervivientes de la semana anterior fallecieron, uno tras otro, cayendo irremisiblemente como fichas de dominó.

Las barricadas fueron bestiales.

Quince muertos y dos policías heridos graves.

A un tertuliano, el más imbécil, se le ocurrió decir en directo:

—¿Constaban en las listas los muertos en los disturbios?

Un imbécil, en efecto.

Fue entonces cuando a alguien se le ocurrió comprobar qué había pasado con los quince mil voluntarios inscritos en la lista del viejo Expósito.

La ocurrencia fue de un experto en estadística. Un catedrático de la Universidad de Ciencias Exactas que llevaba varios días calculando las probabilidades de que todo aquello fuera el resultado de un simple cálculo de probabilidades y que, por tanto, las listas reveladas por quién sabe quién no fueran más que un bulo.

Le llevó mucho trabajo, pero con el registro civil pudo, en pocos días, cotejar la situación de los quince mil voluntarios.

No dio crédito.

De los quince mil voluntarios, habían fallecido todos, excepto doce personas.

Y todas las muertes estaban concentradas en unos pocos días.

La razón era simple.

Los voluntarios a ser publicados como nominados a la muerte inminente eran, en su totalidad, ancianos a punto de morir. No había ni una sola persona joven. Ni siquiera madura. Ni tan solo ancianos que estuvieran bien de salud. Los quince mil voluntarios estaban en las últimas. Personas sabedoras de que les quedaban unas horas de vida y se la traía al pairo aparecer como muertos inminentes en un diario. ¡Claro que habían acertado con las fechas! ¡Quince mil moribundos habían sido los voluntarios!

El hecho formó parte de los programas de humor y sátira política. En un gag ampliamente criticado, un actor agonizando en una cama de hospital decía: «Que me apunten, que me apunten, que no me importa, de verdad». Y, acto seguido, expiraba. Al lado, otra actriz señalaba al recién fallecido y exclamaba:

«¿Lo ven, lo ven? ¡Las listas aciertan!».

El catedrático de Estadística que hizo público el hallazgo fue nombrado ministro de Universidades y su libro, *Modelos predictivos multivariantes con funciones discriminantes de seis factores* subió a la lista de los más vendidos esa semana.

En ficción, curiosamente.

6

Los periodistas de investigación estaban obligados a dar una explicación a la ciudadanía de su patochada.

Para ello, seleccionaron a un programador informático, con el cual se entrevistaron clandestinamente en un país árabe, parece ser que en pleno desierto bajo una jaima.

El programador en cuestión no supo realmente de qué se trataba hasta que llegó al lugar. Lo engañaron. Explicó que había recibido una oferta muy suculenta, equivalente al salario de tres años, si accedía a viajar a aquel remoto país para desprogramar un virus que, supuestamente, iba a dejar al descubierto los turbios negocios de unos jeques. Tuvo miedo, pero era tan grande la suma de dinero que no la pudo rechazar. Aceptó. Le enviaron un billete de avión. Al llegar al aeropuerto, lo esperaba un hombre con un rótulo que indicaba su nombre. Lo condujo durante dos días hacia el suroeste, adentrándose en el desierto. Cuando llegó al punto de encuentro, para su sorpresa, en lugar de unos acaudalados jeques se encontró con cuatro de los periodistas de investigación de su propio país, quienes le desvelaron que no tenían ni un duro para él y que todas esas precauciones habían sido necesarias para no ser descubiertos, y que estaban amenazados de muerte por el propio gobierno. Le aseguraron que, con la información y misión que iban a encomendarle, se convertiría en el programador más demandado del país, y que ganaría mucho más dinero con su fama como programador que con el señuelo de recompensa mediante el cual lo habían enredado.

El programador aceptó. Firmó un compromiso de confidencialidad y una declaración jurada de que iba a cumplir lo encomendado.

Regresó esa misma tarde a la capital.

Solicitó ser entrevistado en el noticiero televisivo de mayor audiencia y declaró que había estado reunido con los periodistas en el desierto y que traía un mensaje para todo el país. Bajo la atenta mirada de millones de espectadores, dijo:

—Vamos a ver —carraspeó el programador—, son varios los elementos que debo aclarar. En primer lugar, el hecho de que algunas de las personas no falleciesen exactamente el día previsto se debe a que las listas no son una revelación divina. Estamos en el mundo real. El futuro no está escrito. Pero puede predecirse. Los algoritmos predictivos realizados por matemáticos y estadísticos que utilizan «Las listas» son muy precisos, pero no exactos. Es normal. Se trata de pura estadística. Las predicciones son muy muy ajustadas. Los periodistas descubridores de las listas dedicaron mucho tiempo, antes de hacer pública la noticia, a comprobar las fechas de defunción que se iban produciendo en el país, y anotaron las discordancias. Las listas predicen bien el 99,99% de las muertes. O sea, que, de cada diez mil personas, todas morirán y una permanecerá viva. Por lo general, los errores se producen entre los más jóvenes. Conductores temerarios, de patinete eléctrico, principalmente que, en última instancia, logran evitar el accidente que la estadística considera ya inevitable y sus reflejos logran esquivar. El resto morirá el día señalado o, como mucho, con un pequeño desajuste temporal. Por eso hubo algún desfase.

El locutor intervino:

—Entonces, las listas fallan... ¿no es así?

—Bueno, fallan muy poco. Es un error despreciable.

—¿Considera una previsión fallida de muerte un asunto «despreciable»? —lanzó uno de los tertulianos con total demagogia—. ¡¿Acaso valora usted tan poco una vida humana?! —añadió, elevando la voz para asegurar su renovación de contrato como colaborador del programa.

El programador informático, a la defensiva, respondió:

—La culpa no es de los programadores. Es de los matemáticos. Los algoritmos están bien programados. Pero las ecuaciones arrojan un 1/10 000 de error. No es nuestra responsabilidad.

El presentador preguntó entonces:

—¿Y qué hay del innegable hecho, comprobado por un estadístico del que usted reniega, actual ministro de Universidades, de que los quince mil inscritos en la lista del viejo Expósito fuesen todos ellos moribundos? ¿Qué dijeron los autores de la investigación al respecto?

El programador respondió:

—Confunden ustedes la parte por el todo. ¿Saben cuántos muertos hubo en el país esa semana? No quince mil, no. ¡Hubo setenta y dos mil fallecidos! Pues bien, yo mismo, bajo una jaima en el desierto, pude comprobar que todos, absolutamente todos, constaban en la lista. Y le aseguro que había niños y jóvenes. ¡No solo moribundos!

En este punto, tanto el presentador como la totalidad de tertulianos callaron.

El presentador, ante el largo silencio que se produjo, inquirió:

—¿Qué piensa entonces hacer el grupo de periodistas de investigación? Porque comprenderá usted que a todo un país no le es suficiente con su único testimonio.

El programador respondió:

—Los periodistas están hasta el gorro. Así que van a hacer públicos los nombres de diez niños y diez jóvenes que van a morir en el plazo de un mes. Sin autorización alguna por su parte. Es el precio que pagar para demostrar que las listas son veraces y que, si bien su grado de error existe, este es muy bajo e, insisto, es responsabilidad de los matemáticos y no de los informáticos.

Y entonces se armó la buena.

7

Se armó la buena entre el colectivo de matemáticos e informáticos que, indignados, empezaron a culparse mutuamente del ligero desajuste de las predicciones de las listas.

Los tertulianos fueron todos despedidos y durante casi un mes solo invitaron a representantes de la estadística y de la programación que, en grupos de tres, se enfrentaban a grito pelado, exhibiendo fórmulas en pizarras a lo que los programadores respondían con argumentos escritos en código fuente.

Un peñazo.

La audiencia de los magacines cayó en picado.

El momento más álgido del conflicto entre estadísticos e informáticos tuvo lugar un martes por la mañana en que se citaron para enfrentarse físicamente, equipados con bates de béisbol, palos y cuchillos, en la plaza principal de la capital. La convocatoria se hizo a través de las redes sociales. Se vaticinó que los programadores aplastarían a los estadísticos, pues había colegiados en el país diez veces más informáticos que matemáticos.

Sin embargo, los matemáticos los derrotaron, logrando que los programadores huyesen despavoridos en pocos minutos. A pesar de ser muchos más, solo se presentaron un puñado de programadores versus casi mil estadísticos y matemáticos.

¿Por qué? Los segundos estaban casi todos en paro, mientras que los programadores estaban todos entrevistándose para cambiar de empresa.

En cualquier caso, al cabo de un mes, en internet, pues ningún medio se atrevió a publicarlo, los periodistas publicaron los nombres de diez niños y diez jóvenes que, supuestamente, morirían durante la semana siguiente.

Se hicieron famosos.

Alcanzaron, en Facebook, más de dos millones de seguidores.

Las marcas de ropa llamaron a sus puertas. Les llovieron contratos millonarios.

Pero, por desgracia, en siete días habían muerto los veinte.

Las listas eran ya una realidad.

Nadie las puso en duda.

El Estado conocía las fechas de defunción de todos los ciudadanos con una precisión del 99,99%.

Se convocó un paro nacional de siete días.

El debate sobre qué hacer había empezado.

La pregunta era simple: ¿debía el Estado hacer públicas las listas?

8

Lo sucedido las semanas siguientes fue imposible de olvidar.

Se erigieron dos facciones de ciudadanos.

Los que estaban a favor de la publicación de las listas y los que estaban en contra. Cabe decir que ningún oficio o profesión, ningún color político, edad, sexo u origen se decantaba de forma unánime por una postura u otra. Entre partidarios y detractores había tanto economistas como psicólogos, médicos, abogados, políticos, sociólogos, antropólogos, electricistas, carpinteros, taxistas, transportistas, bomberos, policías...

Únicamente dos colectivos se posicionaron de forma unánime.

Los técnicos de la Agencia Tributaria y los religiosos.

Tanto unos como otros estaban en contra de la publicación de las listas. Los primeros, porque calcularon que, dados los actuales ciclos, campañas y duración de las inspecciones tributarias, todos aquellos que supieran que iban a fallecer en los próximos cinco años dejarían automáticamente de pagar sus impuestos. El cálculo era de una caída en la recaudación impositiva cercana al 8%. El Estado entraría en suspensión de pagos de la deuda soberana y el sistema de pensiones no lo soportaría.

Por su lado, los religiosos de todos los diferentes dogmas y creencias aducían que el conocimiento de la fecha de muerte solo podía traer la desesperación. Las personas traicionarían sus propios valores. Conocer el tiempo que a uno le queda por vivir es erradicar un autoengaño, fundamental para que la gente sea buena. Se acabaría esa creencia de que más adelante tendremos tiempo para pecar y catar los prohibidos placeres de la vida. Ante la certeza del tiempo restante de vida, nadie dejará para mañana el pecado que debe cometer hoy y, en consonancia, abocará a la persona humana a la corrupción, la maldad, el vicio y la perversidad.

—Mientras no sepamos cuándo vamos a morir, seguiremos venciendo a la tentación. Pero si sabemos cuánto tiempo nos queda, demasiada gente dirá: «A la mierda con todo» —declaró un religioso en radio.

En el Senado y la Cámara de Congresistas se debatió ampliamente la cuestión. Sesiones parlamentarias acaloradas, con gritos, en la que incluso congresistas llegaron a las manos y en que las fuerzas de seguridad tuvieron que intervenir, dando un ejemplo lamentable a la ciudadanía.

Aquella violencia tenía un trasfondo político. La cuestión de compartir o no las listas con la población no interesaba a los políticos. Lo que de veras les interesaba, porque podía ser una grandísima fuente de votos y una oportunidad única para acabar con el ala opuesta, era desvelar quién, cómo y cuándo había organizado aquel proyecto dentro del Estado. ¿Qué gobernante? ¿Qué presidente? ¿Con qué intenciones? ¿De qué partido era? ¿Se encomendó al Ejército? ¿Al Centro Nacional de Inteligencia? ¿Con qué dinero se pagó? ¿Cuánto costó? ¿Desde cuándo se disponía de tal información? ¿Se había utilizado de forma privilegiada la información de ciertos decesos?

Unos y otros, progresistas y conservadores, izquierda y derecha, se culpaban recíprocamente, con tal de imputar a la otra parte de un delito tan grave.

Finalmente, un buen día, un desconocido ciudadano escribió al presidente del Congreso y solicitó que se le permitiese hablar en la Cámara. Pidió amparo del Estado y protección especial, así como garantías de impunidad penal durante el resto de su vida. Él conocía toda la historia y quería contarla al país. Todo había sido mucho más sencillo, aseguró.

Se aceptó su solicitud y uno de los días de sesión parlamentaria, el hemiciclo al completo, retransmitido en directo, subió al estrado un chico de apenas veintiún años, que llevaba una máscara veneciana para que su rostro no pudiera ser identificado.

—Mi nombre no importa. Yo soy el autor de las listas. No fue el Ejército ni el Centro Nacional de Inteligencia. Esto no es un proyecto de otro país para desestabilizarnos ni un encargo de institución alguna. Yo era un simple chaval aficionado a los ordenadores y los números. Me matriculé del doble grado de Informática y Estadística. Me expulsaron de ambas facultades el primer año porque no aprobé ninguna asignatura. Pero yo sabía mucho de ambas disciplinas. Decidí desarrollar un algoritmo que predijese la muerte de las personas. Había información más que suficiente en internet y en las redes sociales. Fue complejo. Los primeros algoritmos arrojaban errores enormes y apenas predecía una de cada diez muertes. Poco a poco, con datos de la Dirección General de Tráfico que sustraje, así como con información de la Sanidad Pública, combinada con bases de datos robadas a la Agencia Tributaria, pude, poco a poco, ir mejorando los algoritmos.

»Logré finalmente unos índices de fiabilidad enormes. Creé y desarrollé una web. La bauticé Mortify. La web estaba muy bien. En ella, cualquier persona, introduciendo su nombre, apellidos, fecha de nacimiento y documento nacional de identidad, podía comprobar su fecha esperada de muerte. El sitio de internet proporcionaba varias opciones al usuario. Conocer la fecha exacta. Solo el año y mes. E incluso había la opción de consultar únicamente si uno iba a vivir equis años más. Se me ocurrió finalmente incluir en el menú una opción que se llamaba: «Is it today?». Cualquier persona, una vez dada de alta y con una única cuota de un euro al año, podía, cualquier día, consultar si iba a morir ese día o no, pues me di cuenta de que, en realidad, mucha gente no quiere saber cuándo morirá, sino únicamente si va a vivir un día más.

»Bien, el caso es que necesitaba financiación para lanzar la página web. No tenía dinero. Así que me apunté a una ronda de presentaciones de *startups* para Business Angels. Presenté mi proyecto, pero todo el mundo lo tomó a broma. Entre los inversores, nadie creyó que mis algoritmos funcionasen. Sin embargo, cuando salí del pabellón de la feria de *startups*, me abordó un hombre y me pidió ir a tomar un café. Era un potencial inversor. Luego supe que no tenía mucho dinero. Era un autónomo. Bueno, de hecho, era un parado que había capitalizado sus prestaciones de desempleo de los próximos dos años y me hizo creer que disponía de cientos de miles de dólares. Me aseguró que me los pagaría, pero que, de momento, me iba a abonar solo un adelanto. Valoramos la *startup* en veinte millones de dólares. Me avanzó, como paga y señal, cincuenta mil dólares. Era dinero del Estado. Sus prestaciones de desempleo de los próximos dos años. Tomó la mayoría del capital, un 51%. Yo le creí. Acto seguido, sin yo saberlo, se fue directo al Centro Nacional de Inteligencia. Mostró mi algoritmo y explicó que, si no le pagaban cien millones de euros, lanzaría no solo la web Mortify, sino también la web when-will-you-die.com, cuyo dominio había registrado sin decirme nada.

»El Centro Nacional de Inteligencia se dio cuenta de que, si se lanzaba la web, el país se vendría abajo. Había que pararlo. Se consultó al presidente y al cabeza de la oposición. Tanto el máximo representante del partido conservador como del progresista fueron convocados a una reunión de alto secreto a la que también asistieron los tres capitanes generales de los tres cuerpos del Ejército. Y al presidente del Senado. Bajo juramento, los seis decidieron ceder al chantaje que aquel autónomo en paro había hecho al Estado. Le pagaron los cien millones en una cuenta numerada en un paraíso fiscal. Provino de los fondos reservados. A mí me pagó mi parte, veinte millones. Pero me forzó a vender mi 49%, pues disolvía la empresa. La cedió por un euro al Estado. Me daba el dinero, pero me obligaba a que mi web nunca viera la luz. Me supo mal, pero como en aquel momento lo que más me interesaba era tener dinero para ir a hacer surf a una isla del Pacífico, así como comprarme una moto de alta cilindrada, no me quedó más remedio que claudicar. Con los años, me arrepentí. El autónomo desapareció. Se cambió de nombre, de sexo y se operó la cara. De vez en cuando me escribe desde una dirección de correo electrónico. Ahora se llama Samanta. Es feliz, según me dice. Y esa es toda la historia. Dejen de debatir sobre quién encargó esto y quién lo pagó, y dejen de culparse los unos a los otros. Los dos partidos estuvieron de acuerdo, se pagó con dinero público y, les diré la verdad, creo que la ciudadanía es quien tiene derecho a decidir si deben hacerse públicas las listas. Por si les interesa, Samanta fue quien dio la voz a *La Nación* y *El Universal*. Cada medio aportó cinco periodistas a un equipo de investigación que destapó todo el percal. Samanta recibió cinco millones más. La mitad de cada diario. Esta es toda la historia. Y yo, por mi parte, lo único que quiero es que me permitan matricularme de nuevo en la universidad.

—¿¡Estadística o Informática!? —gritó un parlamentario desde el asiento, haciendo estallar las risas de todos.

—Medioambiente —respondió el chaval—. Ya casi no hay olas en el Pacífico, ahora el cambio climático es mi prioridad —afirmó.

9

Todo había sido así.

Un autónomo en paro había puesto en jaque a todo un país.

El grupo de periodistas investigadores lo ratificó.

Los dos presidentes, jubilados, los tres capitanes generales, retirados, y el entonces presidente del Senado también lo confirmaron. Fueron asesinados al cabo de pocos días. Los seis. Había estallado una revolución en las calles.

La gente exigía votar.

Y entonces sucedió algo increíble.

Se organizaron, en efecto, unas elecciones. Un sufragio universal para dirimir si las listas se harían públicas o no, cuándo y cómo.

Se decidió que la mitad de los votos más uno sería suficiente. Mayoría simple. La campaña fue tremenda. Programas de radio y televisión, grupos a favor y grupos en contra, redes sociales, discusiones acaloradas en los mercados, en los transportes, se repartieron chapas para llevar en la solapa, se produjeron linchamientos y hubo fallecidos.

Resumiré el final de la historia.

Ganó el NO por un solo voto de diferencia. Votaron sesenta millones de personas. Era alucinante, impensable, increíble. Solo una persona había decantado la balanza.

Se montó un lío colosal. La gente salió a las calles y la violencia se desató una vez más. No podía aceptarse que una sola persona decidiera por todas. Se argumentó que no era así, que no era una sola, sino treinta millones más una persona los que habían ganado. Pero la gente no lo entendía, a pesar de ser una pura cuestión estadística, y extraían sus propias conclusiones: si el NO había ganado por un voto, significaba que una sola persona, una sola había decidido por todos y negado el derecho a saber el día de la propia muerte.

En las batallas campales producidas en las calles durante los tres meses siguientes murieron varios miles de personas. Se supo que más de la mitad de los fallecidos eran partidarios del NO. Pero eso no trascendió. Lo que se hizo fue repetir elecciones y, como en las últimas semanas habían muerto más partidarios del NO que del SÍ, la balanza se decantó esta vez hacia este lado, con apenas trescientos votos de diferencia.

La decisión estaba tomada: las listas iban a revelarse.

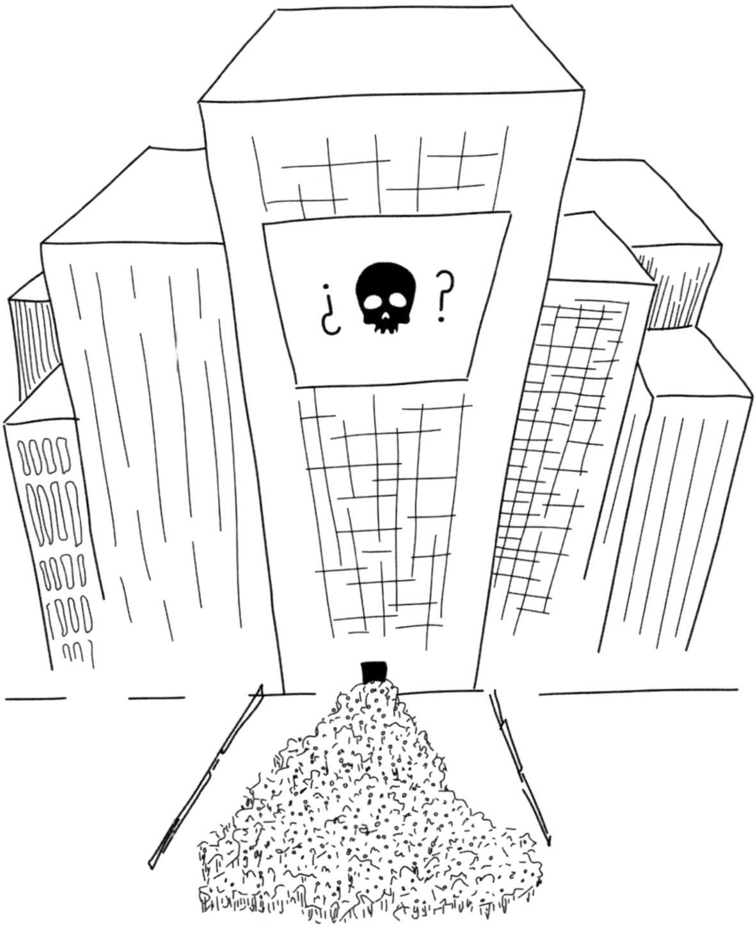

10

Se hizo de la forma siguiente.

En primer lugar, se recibía una tarjeta censal. Consistía en un tarjetón donde cada persona debía señalar una de las siguientes dos opciones: «Deseo conocer mi fecha de muerte» o bien «No deseo conocer mi fecha de muerte». Se disponía de un mes para acreditarse personalmente y depositar el voto en cualquiera de las comisarías de policía del país.

Al cabo de un mes, se supo que el 98% de la gente había solicitado saberla.

¿Por qué entonces en las votaciones anteriores habían estado tan igualados el SÍ y el NO? Se cree que el Estado no quería hacer públicas las listas y amañó los resultados. O que, tal vez, quienes votaron en contra de la publicación de las listas lo hicieron por miedo a las consecuencias sociales. Nunca se supo. El caso es que prácticamente todo el mundo solicitó conocer su fecha de muerte.

El Estado las comunicó por correo.

Y a todos dentro del mismo día, como si de unas elecciones generales se tratase. Solo que, en lugar de acudir a tu colegio electoral habitual y depositar una papeleta en una urna, te acreditabas ante el presidente, secretarios y vocales de la mesa asignada, exhibías tu documento nacional de identidad y te entregaban un sobre cerrado con tu nombre y tu fecha.

Los gritos, algunos de alegría pero la mayoría de desesperación, y los llantos eran estremecedores. Acercarse a un colegio electoral era como llegar a un campo de concentración, a un campo de batalla o al lugar de una tragedia. Personas enfermas que descubrían que aún vivirían veinte años más daban saltos de alegría. Personas sanas que les era comunicada su muerte en pocos días o semanas caían abatidas al suelo sin comprender el motivo.

Fue una jornada terrible.

En previsión, se habían decretado cinco días de luto y paro nacional, posteriores al día de la entrega de la fecha personal de la lista.

Pero entonces pasó lo imprevisible.

Durante los cinco días siguientes, ninguno de los que tenía que morir murió. Y, en cambio, a todos los fallecidos en esos cinco días se les había comunicado fechas distintas, incluso al cabo de años, como día de óbito.

Pasó una semana más.

Nadie entendía nada. Los aciertos no eran casi totales, como se había asegurado. Era, más bien, al contrario. Solo se había acertado en unos poquísimos casos.

El escándalo fue mayúsculo cuando se supo que, durante la impresión de las cartas, las bases de datos se habían desplazado una línea hacia abajo. Cada persona había recibido la fecha de la persona posterior, según orden alfabético, del censo estadístico del país. Todas las cartas estaban mal. La culpa no fue de un programador, sino de la empresa que se había adjudicado el encargo por parte del gobierno, en concurso público a un licitante que reventó el precio. Parece ser que las cartas entraron en la primera imprenta desplazadas y nadie se dio cuenta del error.

Y entonces sucedió algo increíble.

Se volvió a organizar el asunto. Se enviaron de nuevo los tarjetones, donde esta vez debía marcarse una de estas opciones: «Deseo VOLVER A RECIBIR mi fecha de muerte» o «NO deseo VOLVER A RECIBIR mi fecha de muerte».

¡Qué magnífica es la semántica! Porque no tiene nada que ver «deseo saber» con «deseo VOLVER a saber».

Así es la naturaleza humana: de sesenta millones de votantes, apenas un millar pidieron volver a recibir su fecha de muerte.

La gente lo había pasado tan mal pensando que iba a vivir poco tiempo o, incluso sabiendo el tiempo que iba a vivir, calculando lo

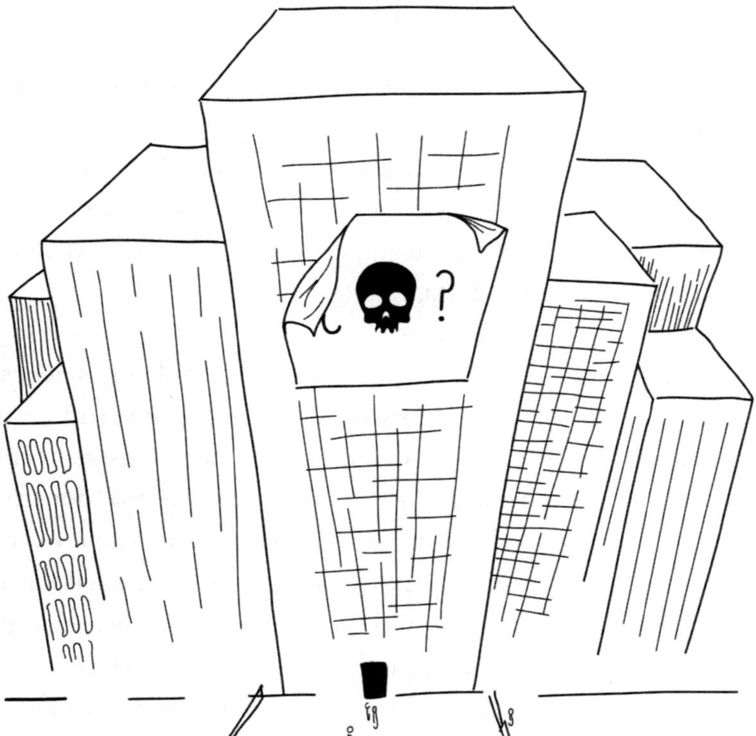

que le daba tiempo a hacer en la vida, que desistieron. No querían volver a pasar por aquel calvario.

Si recibían la fecha correcta, podían pasar dos cosas. Que fueran a vivir más tiempo del inicialmente comunicado o que fueran a vivir menos años. ¿Para qué saberlo? ¿No era mejor quedarse con la idea de que la fecha estaba mal y, ahora que se había experimentado lo que es saber tu fecha de muerte, obviar tal información?

Nunca se supo si el propio gobierno organizó deliberadamente lo del primer envío equivocado, pues algunos psiquiatras y psicólogos asesores del Centro de Inteligencia adivinaron que, vivida la experiencia, ya nadie querría volver a vivirla. Y que, después de todo, lo que la gente quería era experimentar cómo era conocer cuándo iba a morir, pero no saberlo a ciencia cierta.

O quizá fue un error de veras.

Pero el caso es que ya nadie quiso saber nada. Solo unos pocos locos. Y eso permitió que la vida siguiera igual. La gente vivió yendo a sus empleos, haciendo planes, soñando con curarse si estaban enfermos y sus médicos esperando curarlos. Las personas abandonaron la violencia y la agresividad y volvieron a la educación y la convivencia.

Los programas de televisión volvieron a contratar a los tertulianos y volvieron a ventilar amores y desamores entre toreros, actores y cantantes.

En un programa de radio sin audiencia entrevistaron en cierta ocasión a uno de los pocos que habían sido comunicados por segunda vez y sabían, ahora sí sin errores, su fecha de muerte.

—¿Por qué no está desesperado? —le preguntó el locutor.

Y el entrevistado, mirando el papel con su fecha de muerte impresa, respondió:

—Bueno, confío en ser uno de esos pocos, como los que llevan patinete, en que el algoritmo no predice bien.

EPÍLOGO

Recuerdo que el domingo en que terminó su narración, antes de irse, el anciano me dijo:

—Ahora que le he contado la historia, considérela suya. Pero no desvele nunca que fue cierta. Porque a las gentes de ese lugar no les gusta recordar lo sucedido con las listas.

Le respondí:

—De momento, la guardaré. Colecciono historias, ¿sabe?

—Qué bello —observó.

—¿Puedo hacerle una pregunta?

—Sí, por supuesto —respondió con voz calmada.

—No quiero que se lo tome a mal. Ha sido una historia fantástica. Pero comprenda que no crea que realmente haya vivido usted en un país así. Habría aparecido en las noticias en el extranjero. O se sabría. A ver, en cierta ocasión, un pescador me aseguró que un delfín le contó un relato y yo guardo una historia que viví en el vientre de mi madre. Sin que se moleste usted, casi me parece más creíble que un delfín te transmita algo que lo que usted me ha relatado que vivió en ese país...

—¿Quiere pruebas? —respondió, retador.

No respondí. Habría sido violento decir que sí.

—¿Le interesa saber si voté a favor o en contra de hacer públicas las listas? ¿Y si pedí conocer mi fecha de muerte?

Permanecí callado.

—Pues sí —respondió—. Voté que sí a todo. La primera carta no la abrí. La mantuve unos días en casa y cuando supe que las fechas eran erróneas, la quemé. Cuando me dieron la oportunidad de volver a recibir mi fecha de muerte, dije que sí de nuevo. Y fui hasta el colegio electoral, por segunda vez, a buscarla. Me entregaron un sobre cerrado, con marcas negras, como esos en que te dan las claves bancarias para que nadie las pueda ver a través del papel. El próximo domingo le traeré ese sobre con la fecha de mi muerte.

Me quedé helado.

En efecto, el siguiente domingo, cuando llegué al parque, el anciano estaba sentado, apoyado en su bastón, con un sobre entre sus manos.

Me senté a su lado.

Sin darme los buenos días ni mirarme, el anciano, con la vista perdida en el horizonte, dijo:

—Este el sobre que me entregaron. ¿Qué cree que hice con él cuando llegué a casa? Pensará que lo abrí, ¿verdad? Si no, ¿por qué solicitarlo? Pues no —prosiguió—. Está equivocado. No lo abrí. Lo mantengo cerrado desde que me lo dieron. Y cada mañana, lo tomo, lo acaricio con los dedos, sonrío y decido no abrirlo. En lugar de conocer mi fecha de muerte, lo que me pondría muy muy triste, hago algo muy distinto: imagino que la fecha que ahí indica es mañana. Pienso eso todos los días. Me mentalizo de que hoy es el último día de lo que me queda de vida. Así es como vivo, y eso no me angustia. Pienso en cada día como el último, y así le doy a la vida todo el valor que tiene. «Hoy es el último día», me digo a mí mismo cada mañana, aunque no lo vaya a ser. Pues eso no es demasiado importante. De hecho, desde pequeños sabemos que un día la vida acaba. Y es fundamental tenerlo bien claro. Se trata, simplemente, de aceptarlo. Tan fácil y tan difícil. Porque ¿quién no se aferra a la vida?

El viejito sonrió. Y exclamó después:

—¡No piense cuándo morirá! En su lugar piense, si hoy fuera el último día, vaya o no a serlo... ¿a qué lo quiero dedicar? ¿A quién quiero abrazar y decirle que le quiero? ¿A quién quiero perdonar y quiero que me perdone? ¿Cómo quiero vivir?

Acto seguido, me entregó el sobre. Se levantó y se marchó.

El siguiente domingo no apareció. Ni el otro. Ni el otro.

Nunca más regresó.

Tras varias semanas, entendí que, con toda probabilidad, había fallecido. Así que un domingo por la noche, tras haber pasado la mañana a solas en el banco de siempre, abrí el sobre, esperando ver la fecha de su deceso y que habría sido uno de los días anteriores.

En el interior había un papel escrito a mano, con pluma y trazo tembloroso. Decía:

Querido compañero de banco en el parque, no me espere más. No olvide lo que le dije: hoy puede ser el último de los días que le queden de vida. Saboréelo como tal. Nunca me dieron un sobre con mi supuesta fecha de muerte. Y nunca existió el país de las listas. Por cierto, lo he pasado muy bien estas semanas con usted. Le echaré de menos.

Y sonreí.

Aquel viejecito me había dado una de las mayores lecciones de mi vida.

¡Menuda imaginación para inventar una historia así!

DESPEDIDA

En la estantería de mi salón hay ahora siete cajas de cerillas menos.
Apenas se nota ni las echo de menos.
No me importa no tenerlas más tiempo conmigo.
Porque, y eso es lo bello, estarán en forma de libro
en las estanterías de otras personas.

* * *

Cuando escribes, las páginas adquieren vida propia
y viajan por el mundo.
Esa es la magia de la escritura.
Que una historia que crees que es tuya,
deja de serlo para pertenecerle al mundo.

* * *

Estoy muy cansado y es tarde.
Una última hoja de papel ha salido de mi máquina,
y viaja hacia el horizonte.
Pero espero estar pronto de nuevo con vosotros,
pues en la estantería de mi salón
quedan todavía muchas cajitas de cerillas,
cuyas historias también piden vivir.

APOSTILLAS A «SIETE CUENTOS PARA TODA UNA VIDA»

Espero que hayas disfrutado de este libro.

Estas apostillas son innecesarias, pero quizá a algunas personas les interese saber cómo nació este proyecto.

El relato *La pequeña Luz*, con que da inicio esta serie de siete cuentos, acudió a mi mente en 2006, hace ahora diecisiete años. Empecé a escribirlo por entonces, pero, como me sucede con frecuencia, lo aparté para dar prioridad a otros proyectos literarios. De vez en cuando volvía sobre el cuento, avanzaba unas páginas y replanteaba algunos elementos de la trama. Y lo volvía a guardar.

Y así estuve muchos años.

Fue a partir de 2020 cuando me propuse seriamente acabar el cuento de *La pequeña Luz*. Reflexionando sobre sus mensajes, me di cuenta de que podría enmarcarse en un proyecto más ambicioso. En lugar de publicar una fábula aislada, como hice con *La buena suerte*, *El vendedor de tiempo* o el cuento que acompaña a *Las siete llaves*, escribiría una serie de relatos que tratasen, cada uno y por separado, aspectos importantes de la vida. En aquel momento no me planteaba que esos aspectos estuvieran vinculados a edades concretas. Sencillamente, era una lista de valores y rasgos humanos: el propósito, la creatividad, la identidad, el riesgo de las decisiones, el miedo a equivocarse, el amor propio, el apego, la muerte.

Cuestiones trascendentales que no tienen edad.

Uno de ellos, el riesgo y el miedo a las decisiones, ya lo había esbozado antes, en el año 2005. Dicho relato se titulaba *¿Por qué saltan los delfines?* y se hallaba en una fase intermedia de desarrollo. El de *¿Por qué saltan los delfines*? era un argumento que, en su día, ofrecí escribir a dos plumas a mi coautor Álex Rovira. Trabajamos la estructura y alguno de los personajes, e incluso escribimos un primer borrador. Pero lo abandonamos finalmente. En el contexto de *Siete cuentos para toda una vida* encajaba bien. Álex, con su habitual generosidad, me dijo que lo hiciese mío con toda libertad, lo reelaborase a mi gusto y lo incorporara a este libro si así lo deseaba.

Por su parte, el germen del último relato de este libro, *Las listas*, es incluso anterior. En el año 2004 escribí un microrrelato de media página, que publiqué en la revista de antiguos alumnos de ESADE. Ese relato formaba parte de un manuscrito inédito de ideas y cuentos breves, casi un centenar. El entonces decano de ESADE, Antoni Güell, ya fallecido, me solicitó echar un vistazo a esos cuentos. De los más de cien microcuentos, *Las listas* le impresionó sobremanera, y me ofreció publicarlo en la revista de antiguos alumnos. Hablé a menudo con él sobre dicho argumento. Apenas un folio donde se desvelaba la existencia de un país donde se conocía la muerte de todos sus habitantes. El microrrelato únicamente planteaba la disyuntiva de si convenía optar o no por consultar la fecha personal de fallecimiento y, en ambos casos, cómo deberíamos vivir cada día.

Las listas ha sido siempre un argumento que me interesó desarrollar. Perfectamente podría ser la sinopsis de una novela, al estilo de *Las intermitencias de la muerte*, de José Saramago. Así que, si daba para una novela, daba de sobra para un cuento de mayor extensión. Y lo retomé como idea para reelaborarlo con un tono irónico y algunos giros argumentales adicionales.

Tenía, por tanto, tres relatos más o menos claros: propósito, riesgo y aceptación (luz, delfines y listas, respectivamente).

Debía todavía idear y escribir unos cuantos relatos más para alcanzar una extensión suficiente que justificara la edición de un libro. Revisando los temas para abordar, de pronto un día me di cuenta de algo. Los temas de mi interés se correspondían con siete estadios de la vida. O, mejor dicho: se adquieren en siete momentos de la vida y se incorporan a nuestro elenco de valores para lidiar con nuestro día a día.

Tardé mucho en ser consciente de ello. Y lo sorprendente era que el título de *Siete cuentos para toda una vida* ¡fue anterior a dicha constatación! Pensé en ese título porque los temas que iba a abordar eran útiles a lo largo de la vida, ¡pero no porque estuviesen asociados o vinculados a una edad concreta de la misma!

Y sí lo estaban.

Cada uno de los siete temas de estos siete relatos son cuestiones centrales a determinadas edades. Después quedan en el sustrato y sedimento de nuestra experiencia. Siguen formando parte de lo que somos y configuran la paleta de colores con la que dibujamos nuestras vidas. Pero se adquieren, eminentemente, en momentos concretos del tiempo, en etapas muy determinadas de nuestro paso por este mundo.

Lo tuve siempre delante e, incluso con el título decidido, no me di cuenta.

Pero ese día, tomé plena conciencia.

Siete momentos vitales.

Siete valores.

Siete edades.

Siete relatos.

Siete cuentos para toda una vida.

El proyecto adquiría un sentido más profundo, una mayor solidez y fuerza. *Siete cuentos para toda una vida* no consistiría en una serie de cuentos sobre siete valores cualesquiera. Sino en un relato para el nacimiento, otro para la niñez, la adolescencia, la juventud, la madurez, la vejez y la muerte.

Los relatos pueden leerse a cualquier edad. La fábula de *Las listas* puede incluso ser leída por un niño, así como *La pequeña Luz* puede leerlo una persona mayor. Los valores y dimensiones de la vida que cada cuento transmite, si bien se adquieren a una edad determinada, son mensajes universales y atemporales que en cualquier momento es bueno aprender o recordar.

Así, durante la vejez no debemos nunca perder de vista cuál ha sido nuestra esencia y propósito en la vida. Y también en la adolescencia, por ejemplo, debemos trabajar el desapego de lo material. El propósito debe acompañarnos siempre y la búsqueda de la identidad se repite varias veces a lo largo de la vida. Y así con todos ellos.

Este es uno de los aspectos que más me ha gustado a la hora de escribir el libro: que los valores de cada edad van más allá de la edad, pero que se nos presentan por vez primera a ciertas edades. Es una paradoja, como tantas del oficio de vivir.

Y es que estos valores que se van adquiriendo deben estar siempre presentes y vivos en todas y cada una de las etapas posteriores. Nunca debemos perder el propósito ni la mirada inocente. Y el desapego y la aceptación de la finitud de la vida es algo que debemos cultivar desde que adquirimos uso de razón.

Por eso estos cuentos son para toda la vida.

En resumen, he tratado de escribir un libro de cuentos que un adulto pueda leer para sí o bien compartirlo con sus hijos. Cada persona leerá cosas distintas, según la edad y el momento vital.

Respecto a la voz narrativa, decidí que no iba a ser yo quien contase estos relatos. Ni un narrador omnisciente. Quise crear un personaje de ficción que es quien nos habla del supuesto origen del relato y nos introduce el tema en cuestión. Y para ello quise que cada relato arrancase con una antesala o introducción, también en forma de relato. Es el cuento que antecede al cuento. El origen de la narración.

Siempre me ha parecido bello conocer el origen de una historia, aunque sea, a su vez, una ficción. Además, al estar cada cuento vinculado a una etapa de la vida, me pareció que sería muy bonito crear una situación, propia de cada edad, en la que el cuento le fue revelado al narrador.

Los relatos han sido ilustrados porque los concebí así. Siempre que se ha ilustrado un libro mío, he solicitado escoger yo al dibujante. En este caso, se lo ofrecí a mi hija Blanca, que ya cursaba sus estudios de arquitectura y cuyo trazo había evolucionado muchísimo. Solo sé que no podía haber escogido mejor ilustradora. Y que acometer un libro tan profundo como este de la mano de una hija es un regalo aún mayor. Este proyecto nos ha unido todavía más.

Espero que el lector que ha recorrido estas páginas haya disfrutado tanto como yo he disfrutado escribiéndolas y mi hija ilustrándolas.

Prometo seguir abriendo cajitas mientras tenga lectores que quieran conocer su contenido.

Mientras tanto, feliz vida.

Toda una vida.

AGRADECIMIENTOS

A mi hija Blanca, por sus preciosas ilustraciones que engalanan momentos cumbre de estos cuentos, y por su paciencia realizando el doble de dibujos de los que eran necesarios, para así escoger los más bellos. A Marcela Serras y Rocío Carmona, por su paciencia y generosidad, apostando por un libro de cuentos, un género difícil editorialmente hablando. A Laura Vaqué, por las correcciones y sugerencias. A Maru de Montserrat e Isabel Monteagudo, mis agentes literarias. A Álex Rovira, por su generosidad con el relato de Drop, el delfín. A Natalia, Gema y Gisela, lectoras cero, por sus sugerencias. A Gemma, por escucharlos y valorarlos aun cuando no estaban listos. A Gonzalo y Alejo, mis hijos, por prestarme atención en mis dudas y en mis momentos creativos, y por su paciencia durante tantos días festivos inmerso en el texto. A la vida, por haberme regalado el don de la escritura. Y el de atesorar, sea en cajitas o sea en el corazón, tantas historias que me hacen soñar.

SOBRE LOS AUTORES

Fernando Trías de Bes (Barcelona, 1967) es escritor y economista. Es autor de numerosos libros, tanto en los géneros de ficción (novelas, relatos y textos para cine y teatro) como no ficción, primordialmente ensayos de economía y empresa. Entre sus galardones, el Premio Temas de Hoy, Premio Espasa, Premio Ciudad de San Sebastián y Premio Shinpukai al mejor libro del año en Japón. Colabora asiduamente en radio y prensa como articulista de opinión. Hasta la fecha ha publicado un total de veintidós libros. Sus libros han sido traducidos a más de cuarenta idiomas y lleva vendidos más de cuatro millones de ejemplares de todas sus obras. Narrador incansable, su estilo une el realismo y la fantasía, lo cotidiano y lo mágico, lo real y lo imposible en historias únicas que nos hacen pensar, reír, llorar y soñar.

Blanca Trías de Bes (Barcelona, 2001) cursa en la actualidad estudios de Arquitectura. Proyectar, dibujar, crear, diseñar e imaginar sobre el papel mediante trazos es su pasión.

Este libro se terminó de imprimir en los talleres
de Liberdúplex en octubre de 2023.

Siete cuentos para toda una vida ha sido posible gracias al trabajo de su autor, Fernando Trías de Bes, así como de la ilustradora Blanca Trías de Bes, la correctora Laura Vaqué, el diseñador José Ruiz-Zarco, el equipo de Realización Planeta, la directora editorial Marcela Serras, la editora ejecutiva Rocío Carmona, la editora Ana Marhuenda, y el equipo comercial, de comunicación y marketing de Diana.

En Diana hacemos libros que fomentan el autoconocimiento e inspiran a los lectores en su propósito de vida. Si esta lectura te ha gustado, te invitamos a que la recomiendes y que así, entre todos, contribuyamos a seguir expandiendo la conciencia.

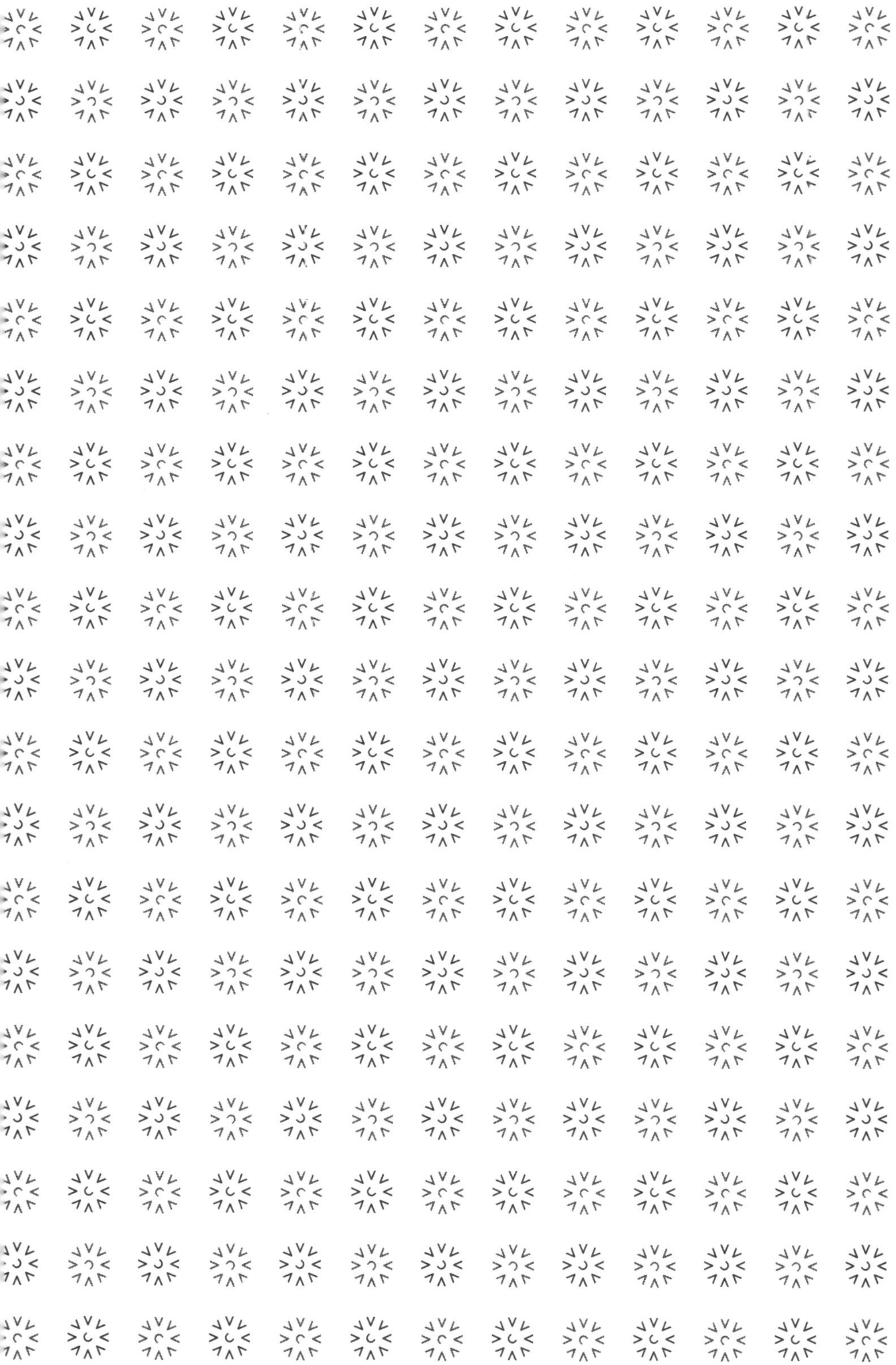